中醫臨床用藥一本通

傅道 編著

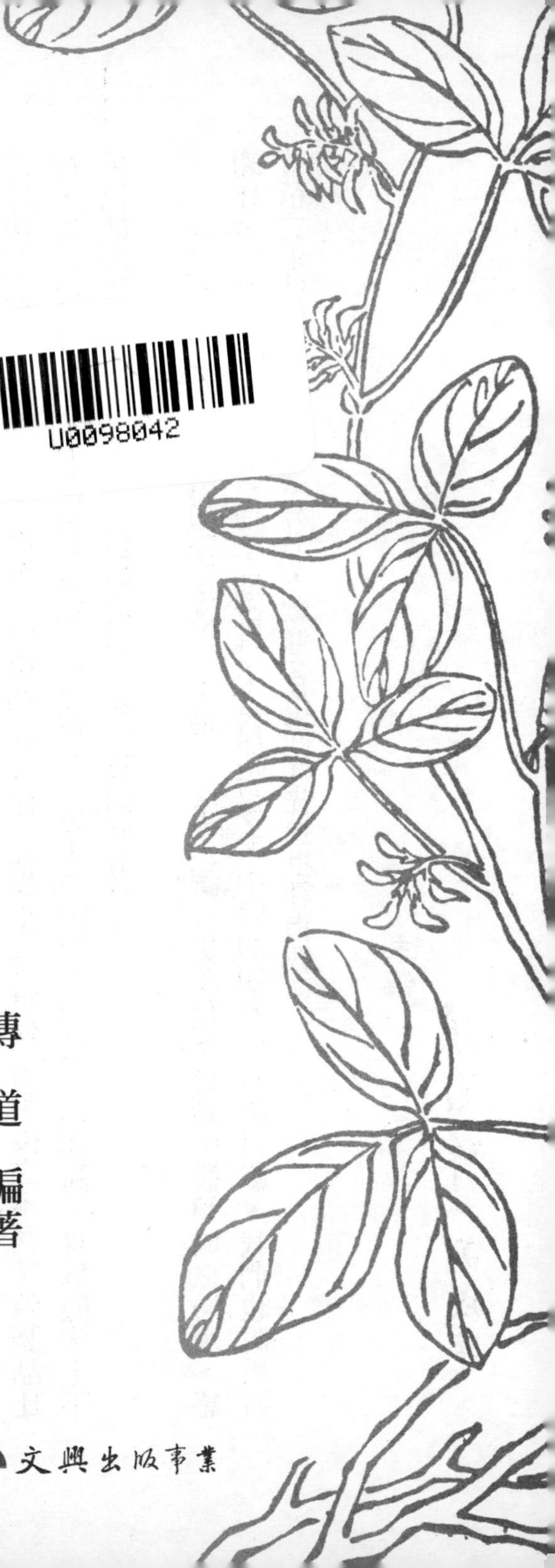

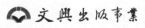

文興出版事業

出版序

習醫者，在研讀醫學典籍時或臨床經驗上，總會有許多心得與體會，樂於與他人分享，敝公司有幸邀請多位醫藥界賢達，將其研究醫藥之寶貴經驗集結成冊，與同好共勉，「華佗醫心」一系列書籍於是成形，發行至今，深獲各界肯定。

「中醫臨床用藥一本通」爲作者多年來在內地習醫的心得摘要，內容對中醫臨床常見五百餘味藥進行歸納整理，依藥材應用功能分類，彙整中藥材經炮製後之不同功效製品比較、臨床運用，以及偶爾會見到的一些偏名，書末並附學習中藥必備知識，實爲臨床上不可或缺的查閱參考書籍，今編輯成書，與中醫同好分享。

此次有幸編輯「中醫臨床用藥一本通」一書，讓我更深刻體會到中醫領域之浩瀚，感謝作者巨細靡遺的歸納整理，期望這本書能對學習中醫的朋友們有所貢獻，我們也將秉持著精益求精的精神，繼續努力，歡迎各位同好先進批評指教。

主編 陳冠婷 丙戌年

作者序

本書以中國高等中醫院校規劃教材第七版「中藥學」爲主要藥物，對中藥進行歸納整理，計有五百餘味藥，收集了完整的中藥炮製後的不同功效、臨床運用，以及偶而會見到的一些偏名，是一臨床上不可或缺的查閱的參考書。

筆者爲學習中國固有的傳統文化〝中醫〞，逸然的丟下台灣的一切事物前往中國學習，從北方到南方再到中西部，爲的只是想追求習得傳統中醫，全心全意投入中醫的浩翰深淵領域內，這是筆者在中國學習中醫後之心得所整理的資料，分享喜好中醫的人氏。（筆者特推薦中藥隨身手冊，它方便攜帶，幫助隨時查閱用）。

中醫是中國固有文化，希望藉由大家喜好中醫的熱忱，讓這固有文化更發揚光大，根基更加鞏固、壯大。

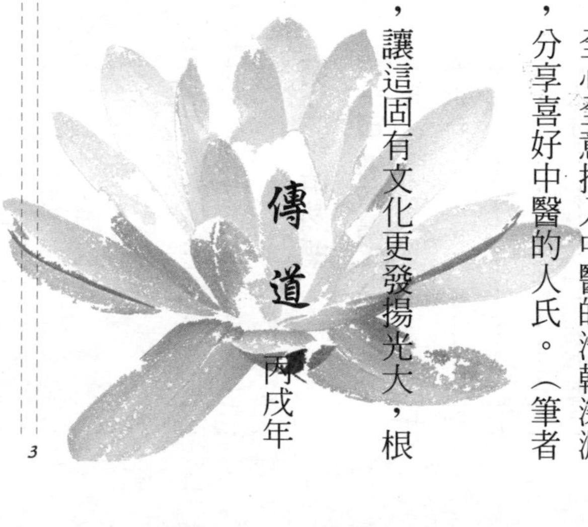

傳道

丙戌年

目錄

第三節 利濕退黃藥

第七章 溫裡藥

第八章 理氣藥

第九章 消食藥

第一章

解表藥

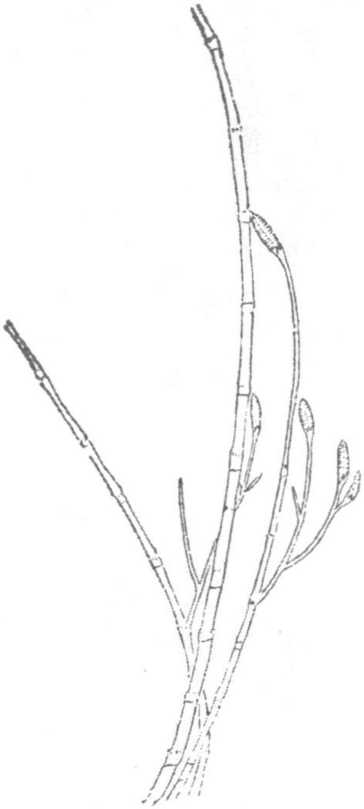

【含義】—

凡以發散表邪、解除表証爲主要作用稱之，又稱發表藥。

【功效】—

主要具有發汗解表。部份藥兼有利尿退腫、止咳平喘、透疹、止痛、消瘡等。

【適應証】—

主要用於惡寒、發熱、頭痛、身痛、無汗或有汗不暢、浮腫。
部份藥尚用於水腫、咳喘、痲疹、風疹、風濕痺痛、瘡瘍初起等。

【分類】—

發散風寒藥、發散風熱藥

【使用注意】—

a.發汗作用較強的解表藥用量不宜過大。
b.入湯劑不宜久煎。
c.表虛自汗、陰虛盜汗、瘡瘍日久、淋病、失血者應慎用。

第一節 發散風寒藥

麻黃

辛、微苦，溫　歸肺、膀胱經　發汗解表，宣肺平喘，利水消腫

比較

- 生麻黃【發汗解表】：表實證，風水浮腫，風濕痺痛，陰阻痰核。
- 蜜炙麻黃【止咳平喘】：風寒，痰飲咳喘，肺熱喘咳。
- 麻黃絨【辛散，平喘作用減弱】：老幼及體虛病患的風寒感冒。
- 麻黃根【分離藥物，收斂止汗】：自汗陰虛盜汗。

桂枝

辛、甘，溫　歸心、肺、膀胱經　發汗解肌，溫通經脈，助陽化氣

比較

生桂枝：外感風寒，風寒濕痺，水濕浮腫。

- 炒桂枝【緩和辛散作用】：瘀血經閉，痰飲內停，腹痛胸痛。
- 蜜炙桂枝【辛通作用減弱】：胃虛寒痛，氣衰血少。

按：本品又稱柳桂、桂木。

紫蘇

辛，溫　歸肺、脾經　發汗解表，行氣寬中

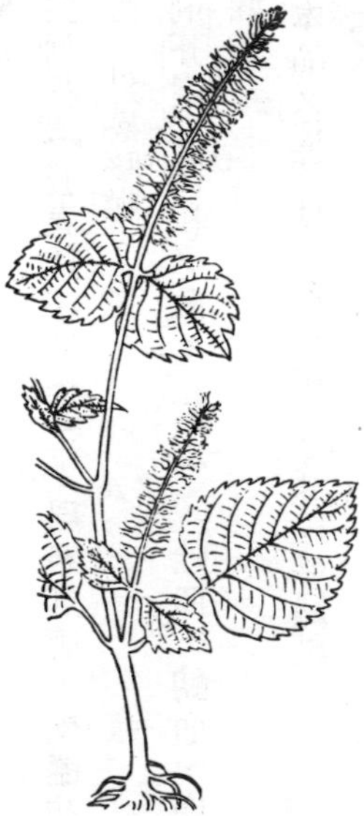

紫蘇梗

辛、甘，微溫　歸肺、脾、胃經　寬胸利膈，順氣

安胎

附藥：**紫蘇子**具止咳平喘之效。

香薷

辛，微溫　歸肺，脾，胃經　發汗解表，化濕和中，利水消腫

按：本品又稱香菜、香茹。

生姜

辛，溫　歸肺、脾、胃經　發汗解表，溫中止嘔，溫肺止咳

比較

- 生姜：風寒外感，寒濕嘔吐，咳喘痞脹。
- 煨姜【緩和辛散】：寒濕泄瀉，胃寒嘔吐。
- 炮姜（姜炭）【辛散之性減弱】：虛寒吐血，便血，崩漏，虛寒腹痛，腹瀉。
- 姜皮【分離藥物，藥性辛涼】：脾虛水腫，小便不利。
- 乾姜：脘腹冷痛，寒嘔，冷瀉，亡陽証，寒飲咳喘。

荊芥

辛，微溫　歸肺、肝經　發表散風，透疹消瘡，炒炭止血

比較

- 生荊芥【發表透疹消瘡】：風寒外感，風溫初起，外感咳嗽。
- 荊芥炭【緩和辛散，止血】：吐血，衄血，崩漏。

按：本品又稱芥穗、荊芥穗、姜芥、靜鳳尾。

防風

辛、甘，微溫　歸膀胱、肝、脾經　發表散風，勝濕止痛，止痙止瀉

按：本品又稱北風、蘇風、旁風、關防風。

羌活

辛、苦，溫　歸膀胱、腎經　散寒祛風，勝濕止痛

按：本品又稱條羌、蠶羌、大頭羌。

白芷

辛，溫　歸肺、胃經　解表散風，通竅止痛，燥濕止帶，消腫排膿

細辛

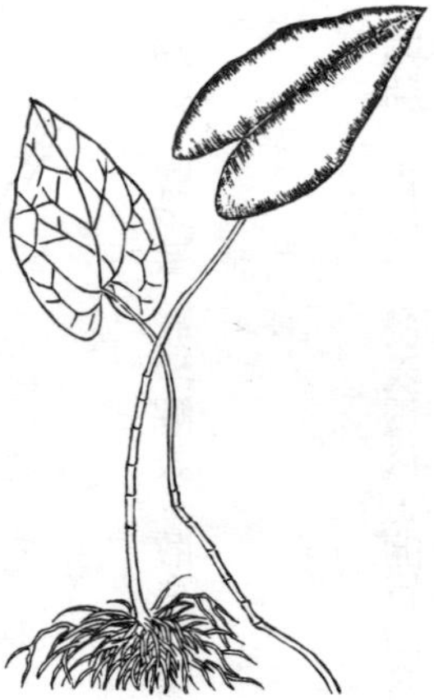

辛，溫，小毒　歸肺、腎、心經　祛風散寒，通竅止痛，溫肺化飲

按：本品又稱細草。煎服劑量以一至三克爲宜；散劑〇．五至一克。

藁本

辛，溫　歸膀胱、肝經　祛風散寒，勝濕止痛

蒼耳子

辛、苦，溫，小毒　歸肺經　散風除濕，通竅止痛

比較

生蒼耳子：風疹疥癬。

炒蒼耳子【降低毒性，便于去刺】：風濕痺痛，鼻淵流涕，風寒頭痛。

按：本品又稱白花痴頭婆、蒼耳實、耳實、青耳子。

附藥：**蒼耳草**味辛、苦，性微寒，有祛風、清熱、解毒之效。

辛夷

辛，溫　歸肺、胃經　發散風寒，宣通鼻竅

按：本品又稱辛夷花、木筆花。

蔥白

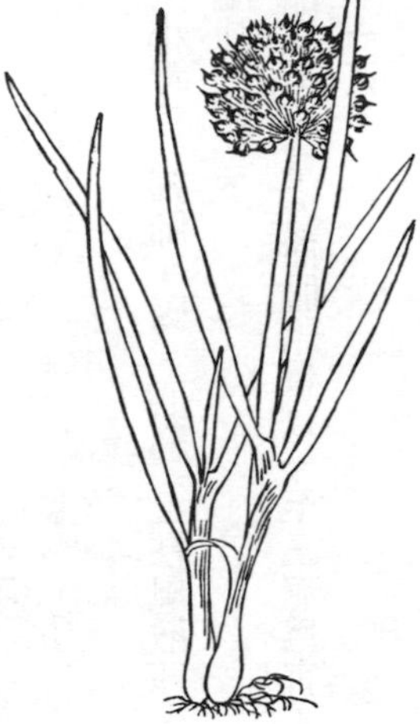

辛，溫　歸肺、胃經　發汗解表，散寒通陽

胡荽

辛，溫　歸肺、胃經　發表透疹，開胃消食

檉柳

辛，平　歸肺、胃、心經　發表透疹，祛風除濕

鵝不食草

辛，溫　歸肺、肝經　發散風寒，通鼻竅，止咳，解毒

第二節 發散風熱藥

薄荷

辛，涼　歸肺、肝經　疏散風熱，清利頭目，利咽透疹，疏散解鬱

按：本品又稱番荷葉、升陽菜。

牛蒡子

辛、苦，寒　歸肺、胃經　疏散風熱，透疹利咽，解毒散腫

比較

- 生牛蒡子：疹透不暢，風熱感冒，咽喉疼痛。
- 炒牛蒡子【緩和寒滑之性】：頭面風癢，咽喉腫痛，風熱喘咳。

按：本品又稱大力子、牛子、惡實、鼠粘子、鼠尖子。

桑葉

苦、甘，寒　歸肺、肝經　疏散風熱，清肺潤燥，平肝明目

蜜炙桑葉【潤肺止咳】

按：本品又稱冬桑葉、霜桑葉、雙葉。

蟬蛻

甘，寒　歸肺、肝經　疏散風熱，透疹止癢，明目退翳，止痙

按：本品又稱蟬衣、金退、只退。

菊花

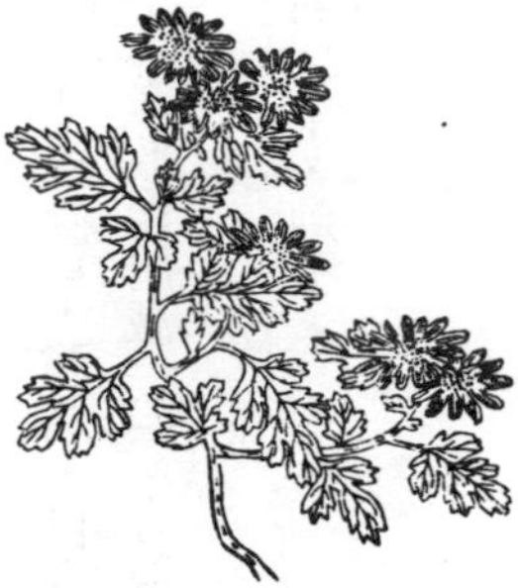

辛、甘、苦，微寒　歸肺、肝經　疏散風熱，平肝明目，清熱解毒

按：黃菊花（杭菊花）具疏散風熱之效；白菊花（滁菊花）具平肝明目之效。

柴胡

辛、苦，微寒　歸肝、膽經　疏散退熱，疏肝解鬱，升陽舉陷

比較

- 生柴胡【解表退熱升陽】
- 醋炙柴胡【緩和辛散，疏肝解鬱】：肝鬱氣滯，月經不調，胸脇疼痛。
- 酒炙柴胡【升陽】
- 炒柴胡【辛散作用減弱】：中氣下陷，久瀉脫肛，子宮下垂。

蔓荊子

辛、苦，微寒　歸膀胱、肝、胃經　疏散風熱，清利頭目

比較

生蔓荊子：風熱感冒，頭痛，目昏赤腫。
炒蔓荊子【辛散作用減弱】：耳聾目障，風濕痺痛。

按：本品又稱京子、荊子。

升麻

辛、甘，微寒　歸肺、脾、胃、大腸經　發表透疹，清陽解毒，升舉陽氣

比較

生升麻【發表透疹，清熱解毒】：麻疹初起，風熱頭痛，咽喉腫痛。
蜜炙升麻【緩和辛散，升陽舉陷固脫】：氣虛下陷，久瀉脫肛，子宮下垂。

按：本品又稱北升麻。

葛根

辛、甘，涼　歸脾、胃經　解肌退熱，透發麻疹，生津止渴，升陽止瀉

比較

生葛根【解肌退熱透疹生津】：外感表証，疹透不暢，胃熱口渴。
煨葛根【發表減弱，升陽止瀉】：身熱下痢，脾虛泄瀉。

按：本品又稱粉乾葛、葛薯。

附藥：**葛花**味甘性平，具解酒毒、醒脾和胃之效。

淡豆豉

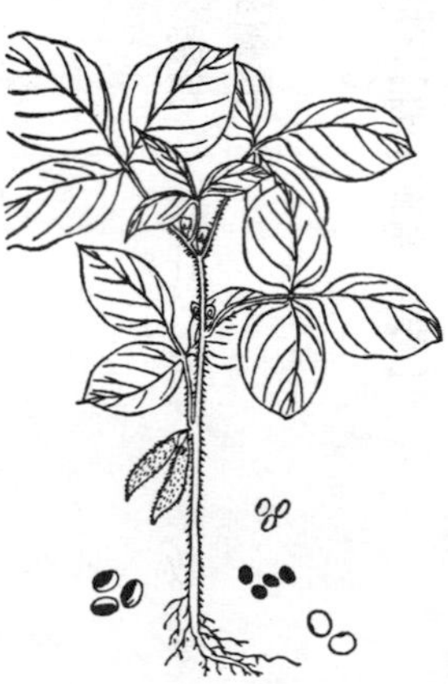

辛，微溫　歸肺、胃經（麻黃、蘇葉 發酵）解表：風寒感冒頭痛。

辛、甘、微苦，寒　歸肺、胃經（青蒿、桑葉 發酵）

解表除煩：風熱感冒，熱病胸中煩悶。
按：本品又稱豆豉。

大黃豆卷

甘，平　歸胃經　解表祛暑，清熱利濕
按：本品又稱清水豆卷。

浮萍

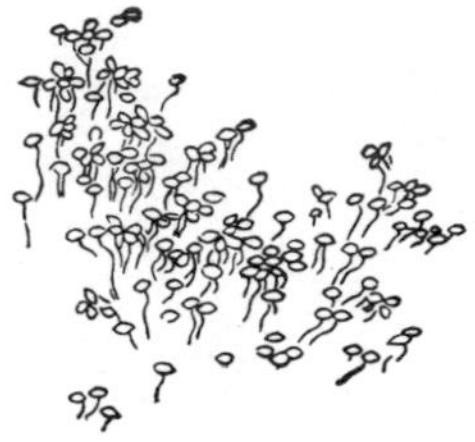

辛，寒　歸肺、膀胱經　發汗解表，透疹止癢，利水消腫
按：本品又稱水花、紫萍。

木賊

甘、苦，平　歸肺，肝經　疏散風熱，明目退翳
按：本品又稱木賊草、旱木賊、賊骨草。

第二章
清熱藥

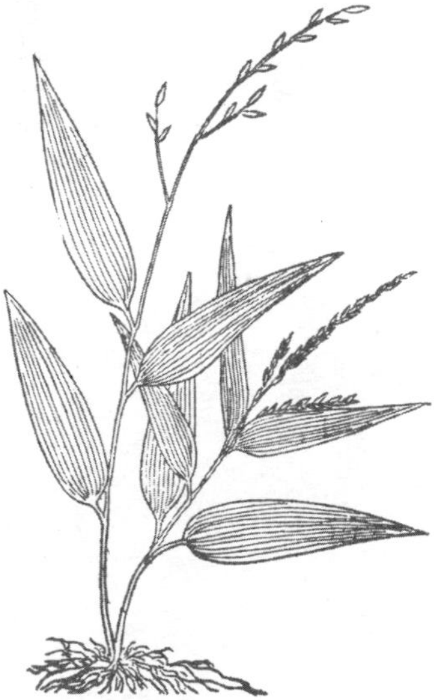

【含義】—

凡以清解裡熱爲主要作用的藥物。

【功效】—

清熱瀉火、清熱燥濕、清熱涼血、清熱解毒、清虛熱等。

【分類與適應証】—

清熱瀉火藥—用于高熱煩渴等氣分實熱証。

清熱燥濕藥—用于瀉痢、黃疸等濕熱病証。

清熱解毒藥—用于癰腫瘡瘍等熱毒熾盛的病証。

清熱涼血藥—用于吐衂發斑等血分實熱証。

清虛熱藥—用于溫邪傷陰、夜熱早涼，陰虛發熱、骨蒸勞熱等証。

【使用注意】—

a.脾胃氣虛，食少便溏者愼用。

b.陰虛患者愼用。

c.陰盛格陽、眞寒假熱之証，禁用清熱藥。

第一節 清熱瀉火藥

石膏

辛、甘，大寒　歸肺、胃經　清熱瀉火，除煩止渴，收斂生肌

比較

生石膏【清熱瀉火，除煩止渴】：壯熱煩渴，熱病發斑，肺熱喘咳，胃火牙痛。

煅石膏【寒性大減，收斂生肌，收濕止血】：瘡瘍潰爛，濕疹燙傷。

按：本品又稱白虎、中理石、玉靈片。

寒水石

辛、鹹，寒　歸心、胃、腎經　清熱瀉火

按：本品又稱方解石、白水石。

蘆根

甘，寒　歸肺、胃經　清熱生津，除煩止嘔

按：本品又稱蘆葦、蘆茅根、鮮蘆根。

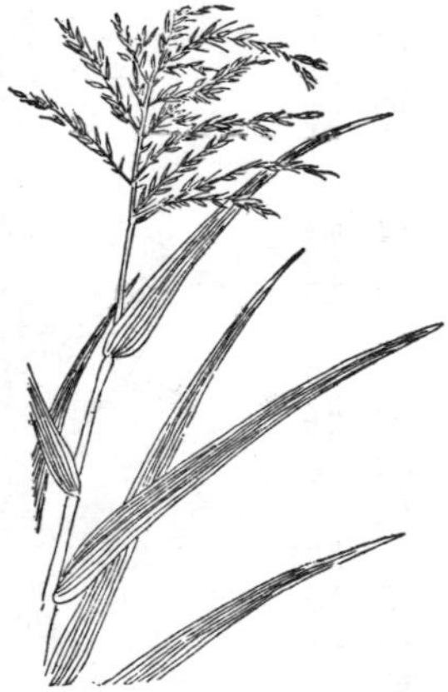

知母

苦、甘，寒　歸肺、胃、腎經　清熱瀉火，滋陰潤燥

比較

生知母：肺火喘咳，胃熱壅盛，陰虛燥結。

鹽炙知母【滋陰降火】：腎陰不足，陰虛尿閉。

按：本品又稱京母、媽媽草、女理。

天花粉

甘、微苦，微寒　歸肺、胃經　清熱生津，清肺潤燥，解毒消癰

按：本品又稱花粉、瓜蔞根、蔞粉。

竹葉

甘、淡，寒　歸心、胃、小腸經　清熱除煩，生津利尿

淡竹葉

甘、淡，寒　歸心、胃、小腸經　清熱除煩，通利小便

按：本品又稱竹葉麥冬、山雞米、草淡竹。

鴨蹠草

苦、甘，寒　歸肺、胃、膀胱經　清熱解毒，利水消腫

梔子

苦，寒　歸心、肺、胃、肝、三焦經　瀉火除煩，清熱利濕，涼血解毒，消腫止痛

比較

- 生梔子【瀉火除煩，清熱利濕，涼血解毒】：三焦積熱，濕熱黃疸，血熱吐衄。
- 焦梔子【降低苦寒，涼血止血】：肝熱目赤，虛煩不眠。
- 梔子炭【苦寒大減】：咯血，衄血，血熱崩漏。

按：本品又稱山梔、山梔子。

夏枯草

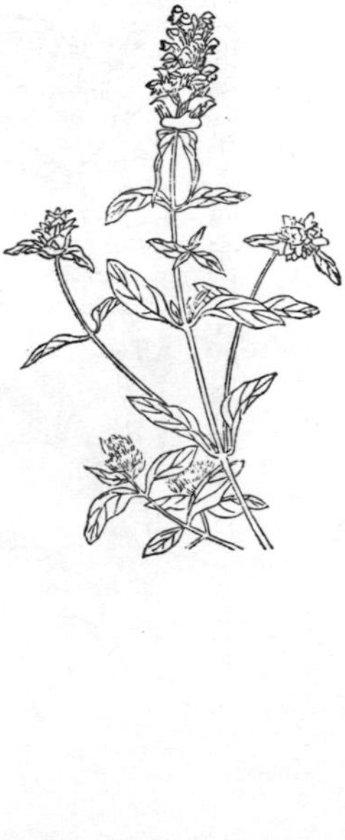

苦、辛，寒　歸肝、膽經　清肝火，散鬱結

按：本品又稱枯草、夏枯球、燈籠花、鐵色草、棒槌

草。

決明子

苦、甘、鹹，微寒　歸肝、腎、大腸經　清肝明目，潤腸通便

比較

- 生決明子：風熱，肝火目赤，腸燥便秘。
- 炒決明子【降低寒瀉】：青盲內障，肝腎不足，視物昏花。

按：本品又稱草決明、決明、草決，欲取其通便之效則不宜久煎。

谷精草

甘，平　歸胃、肝經　疏散風熱，明目退翳

密蒙花

甘，微寒　歸肝經　清熱養肝，明目退翳

青葙子

苦，微寒　歸肝經　清泄肝火，明目退翳

比較

- 生青葙子：肝熱目赤腫痛。
- 炒青葙子【緩和苦寒】：目生翳膜，視物昏花。

第二節 清熱燥濕藥

黃芩

苦，寒　歸肺、胃、膽、大腸經　清熱燥濕，瀉火解毒，涼血止血，除熱安胎

比較

- 生黃芩【清熱】：熱入氣營，濕熱黃疸，乳癰發背。
- 酒炙黃芩【入血分，升藥力，降苦寒，清上焦熱】：肺熱咳嗽，目赤腫痛。
- 炒黃芩【降低苦寒，安胎】：濕熱痢疾，濕溫發

熱，胎動不安。

黃芩炭【苦寒大減，止血】：吐血，衄血，崩中漏下。

按：枯芩指生長年久的宿根，具善清肺火之效；條芩指生長年少的子根，具善清大腸之火之效。

黃連

苦，寒　歸心、胃、肝、大腸經　清熱燥濕，瀉火解毒

比較

- 生黃連：熱毒壅盛，氣血兩燔，血熱妄行，熱痢泄瀉。
- 酒炙黃連【行藥勢，降低苦寒】：目赤腫痛，心悸，失眠。
- 姜炙黃連【增強止嘔】：胃失和降，噎膈不食。
- 吳茱萸炙黃連【抑制苦寒，寒而不滯】：濕熱鬱滯肝膽，積滯內阻腸胃。

黃柏

苦，寒　歸腎、膀胱、大腸經　清熱燥濕，瀉火解毒，退熱除蒸

比較

- 生黃柏：熱毒煩亂，濕熱黃疸，赤白帶下，痢疾。
- 鹽炙黃柏【降低苦寒，下行，瀉相火】：腎虛火旺，熱淋尿澀，足膝痿軟。
- 酒炙黃柏【降低苦寒，生藥力，入血分】：肝膽實熱，口舌生瘡。
- 黃柏炭【苦寒大減，具收斂】：便血，崩漏。

按：本品又稱黃檗。

龍膽草

苦，寒　歸肝、膽、膀胱經　清熱燥濕，清肝膽火

比較

- 生龍膽草：肝經熱盛，濕熱黃疸，驚疳抽搐，目赤耳聾，脇痛口苦。
- 酒炙龍膽草【降低苦寒，引藥上行】：肝膽實火

按：本品又稱龍膽、膽草、苦膽草。

秦皮

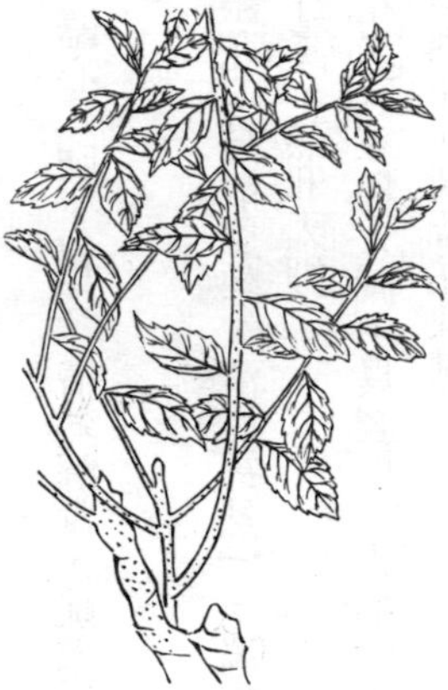

苦、澀，寒　歸大腸、肝、膽經　清熱燥濕，解毒明目，止痢止帶

按：本品又稱秦白皮。

苦參

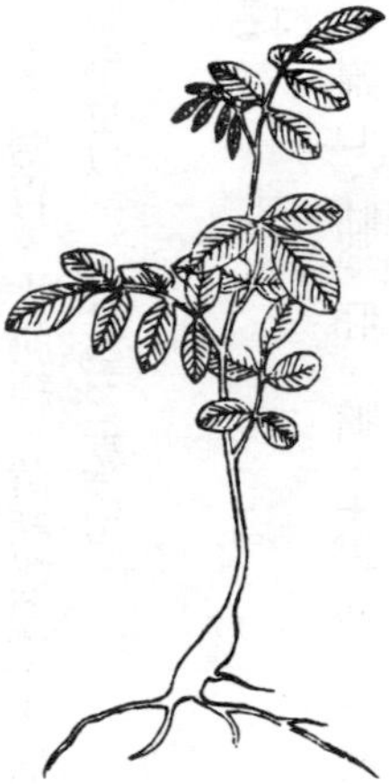

苦，寒　歸心、肝、胃、大腸、膀胱經　清熱燥濕，殺蟲利尿

白鮮皮

苦，寒　歸脾、胃經　清熱燥濕，祛風解毒

按：本品又稱白癬皮、白羊鮮、山牡丹。

椿皮

苦、澀，寒　歸肝、大腸經　清熱燥濕，止帶止瀉，收斂止血

按：本品又稱椿根皮。

三棵針

苦，寒，毒　歸肝、胃、大腸經　清熱燥濕，瀉火解毒

苦豆子

苦，寒，毒　歸胃、大腸經　清熱燥濕，止痛，殺蟲

按：煎服劑量以一．五至三克爲宜。

馬尾連

苦，寒　歸心、肺、肝、膽、大腸經　清熱燥濕，瀉火解毒

第三節 清熱解毒藥

金銀花

甘，寒　歸心、肺、胃經　清熱解毒，疏散風熱

比較

- 生金銀花【疏散風熱，清泄裡熱】：溫病初起，癰疽疔毒，熱邪入裡
- 金銀花炭【寒性大減，具澀性，止痢】：熱毒血痢：濕熱中阻，赤痢腹痛
- 製露金銀花【清熱解暑】：暑熱煩渴

按：本品又稱銀花、忍冬花、二寶花、二花、雙花。

附藥：**忍冬藤**味甘性寒，具清熱解毒、通絡，應用於風濕熱痺，關節紅腫熱痛，屈伸不利。

連翹

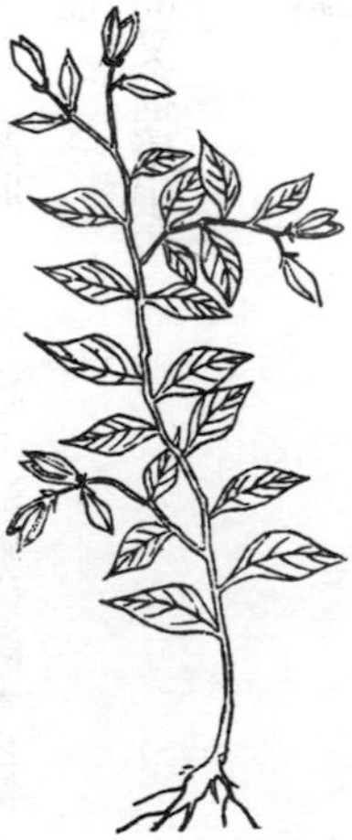

苦，微寒　歸心、肺、膽經　清熱解毒，消癰散結，疏散風熱

蒲公英

苦、甘，寒　歸肝、胃經　清熱解毒，消癰散結，利濕通淋

按：本品又稱公英、黃花地丁。

紫花地丁

苦、辛，寒　歸心、肝經　清熱解毒，消癰散結

按：本品又稱廣地丁、地丁、地丁草。

野菊花

苦、辛，微寒　歸肺、肝經　清熱解毒

穿心蓮

苦，寒　歸肺、胃、小腸、大腸經　清熱解毒，燥濕消腫

大青葉

苦、鹹，大寒　歸心、肺、胃經　清熱解毒，涼血消斑

按：本品又稱路邊青、大青。

板藍根

苦，寒　歸心、胃經　清熱解毒，涼血利咽

按：本品又稱藍根、大青根。

青黛

鹹，寒　歸肺、肝、胃經　清熱解毒，涼血消斑，清肝瀉火，定驚

按：製成丸、散劑量以一．五至三克爲宜。

貫眾

苦，微寒，小毒　歸肝、脾經　清熱解毒，涼血止血，殺蟲

比較

生貫眾【清熱解毒，殺蟲】：蟲積腹痛，熱毒。

貫眾炭【寒性減弱，止血】：衄血，喀血，血痢，崩漏。

按：本品又稱貫仲、管仲，煎服劑量以四．五至九克爲宜。

魚腥草

辛，微寒　歸肺經　清熱解毒，消癰排膿，利尿通淋

按：本品又稱蕺草、紫蕺、狗貼耳、狗耳腥，且不宜久煎。

金蕎麥

苦，平　歸肺、脾、胃經　清熱解毒，清肺化痰

紅藤

苦，平　歸大腸經　清熱解毒，活血止痛

按：本品又稱大血藤。

敗醬草

苦、辛，微寒　歸肝、胃、大腸經　清熱解毒，消癰排膿，祛瘀止痛

按：本品又稱敗醬、雞腸子菜、馬草、土柴胡。

附藥：**墓頭回**味苦、辛，性寒，有清熱解毒、消癰排膿、祛瘀止痛、止血止帶之效。

射干

苦，寒　歸肺經　清熱解毒，祛痰利咽

按：本品又稱射幹、扁竹、寸竹、烏扇。

山豆根

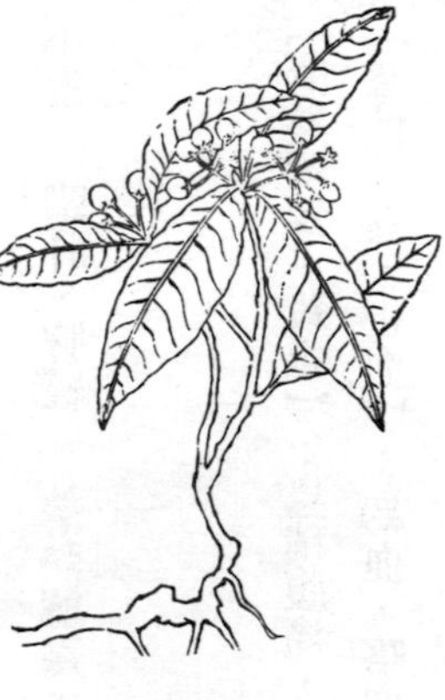

苦，寒　歸肺、胃經　清熱解毒，利咽消腫

按：本品又稱廣豆根、豆根、苦豆根、小黃蓮，煎服計量以三至六克為宜，有礙腎。

附藥：**北豆根**味甘性寒，具清熱解毒、利咽消腫之效。

馬勃

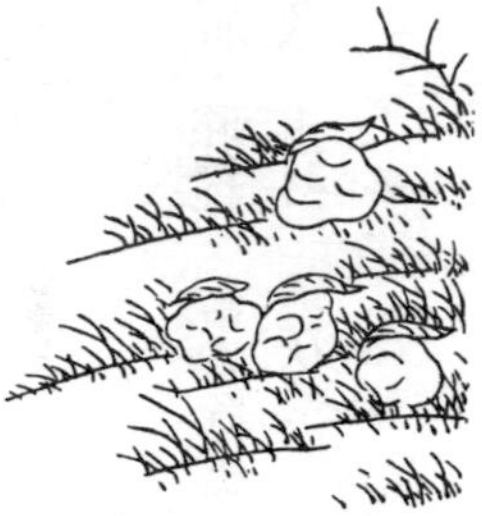

辛，平　歸肺經　清熱解毒，利咽，止血

按：煎服劑量以一・五至六克爲宜。

白頭翁

苦，寒　歸大腸經　清熱解毒，涼血止痢

按：本品又稱聲色草、聲息草。

馬齒莧

酸，寒　歸肝、大腸經　清熱解毒，涼血止痢

按：本品又稱馬莧、馬齒、馬莧葉。

鴉膽子

苦，寒，小毒　歸肝、大腸經　清熱解毒，治痢截瘧，腐蝕贅疣

按：若以龍眼肉包或裝膠囊填充的服用方式，劑量以〇・五至二克爲宜。

地錦草

苦、辛，平　歸肝、胃、大腸經　清熱解毒，涼血止血

蚤休

苦，微寒，小毒　歸肝經　清熱解毒，消腫止痛，涼肝定驚

按：本品又稱重樓、七葉一枝花，煎服劑量以三至九克爲宜。

拳參

苦，涼　歸肝、大腸經　清熱解毒，鎮肝息風，涼血止痢

半邊蓮

甘、淡，寒　歸心、肺、小腸經　清熱解毒，利水消腫

按：本品又稱半邊菊、急解索、蛇利草。

白花蛇舌草

苦、甘，寒　歸胃、大腸、小腸經　清熱解毒，利濕通淋

按：本品又稱蛇舌草。

山慈菇

甘、辛，寒，小毒　歸胃、肝經　清熱解毒，消癰散結

按：本品有礙腎。

土茯苓

甘、淡，平　歸胃、肝經　解毒除濕，通利關節

按：本品又稱土茯、土苓、地茯苓。

熊膽

苦，寒　歸心、肝、膽經　清熱解毒，息風止痙，清肝明目

按：製成丸、散劑量以○．二五至○．五克爲宜，不入湯劑。

漏蘆

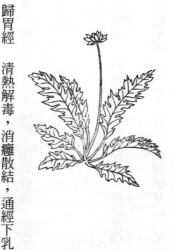

苦，寒　歸胃經　清熱解毒，消癰散結，通經下乳

白蘞

苦、辛，微寒　歸心、胃經　清熱解毒，消癰散結，生肌止痛

按：本品又稱白根。

四季青

苦、澀，寒　歸心、肺經　清熱解毒，涼血止血，斂瘡

綠豆

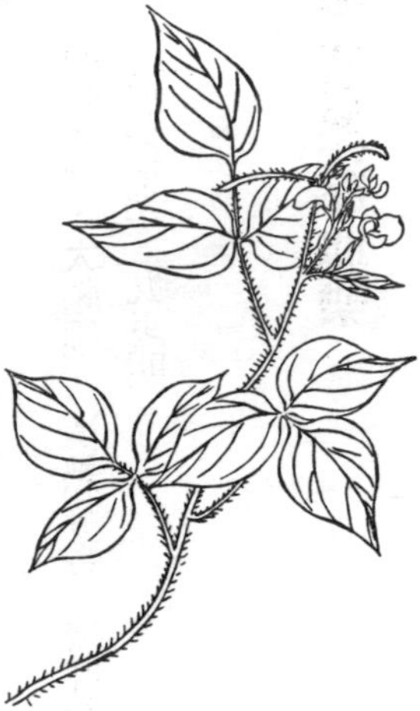

甘，寒　歸心、胃經　清熱解毒，消暑利尿

綠豆衣

甘，寒　歸心、胃經　清熱解毒，消暑利尿，退目翳

青果

甘、酸，平　歸肺、胃經　清熱解毒，利咽，生津

按：本品又稱橄欖、青子、忠果。

錦燈籠

苦，寒　歸肺經　清熱解毒，利咽化痰，利尿通淋

金果欖

苦，寒　歸肺、大腸經　清熱解毒，利咽，止痛

按：本品又稱金苦欖、天鵝蛋、九牛膽、雪裡開。

木蝴蝶

甘、苦，涼　歸肺、肝、胃經　清肺利咽，疏肝和胃

按：本品又稱千層紙、白故子、紙肉。

委陵菜

苦，寒　歸肝、大腸經　清熱解毒，涼血，止痢

翻白草

苦，寒　歸胃、大腸經　清熱解毒，止血，止痢

千里光

苦，寒　歸肺、肝、大腸經　清熱解毒，清肝明目

按：本品又稱九里光、九里明。

第四節 清熱涼血藥

生地黃

苦、甘，寒　歸心、肝、肺經　清熱涼血，養陰生津

比較

生地黃：熱病煩燥，發斑消渴，骨蒸勞熱，吐血，衄血，尿血，崩漏。

生地炭【涼血止血】：喀血，吐血，衄血，尿血，腸風便血。

按：本品又稱地黃、干地黃、生地。

玄參

苦、甘、鹹，寒　歸肺、胃、腎經　清熱涼血，滋陰解毒

按：本品又稱元參、黑參。

牡丹皮

苦、辛，寒　歸心、肝、腎經　清熱涼血，活血散瘀

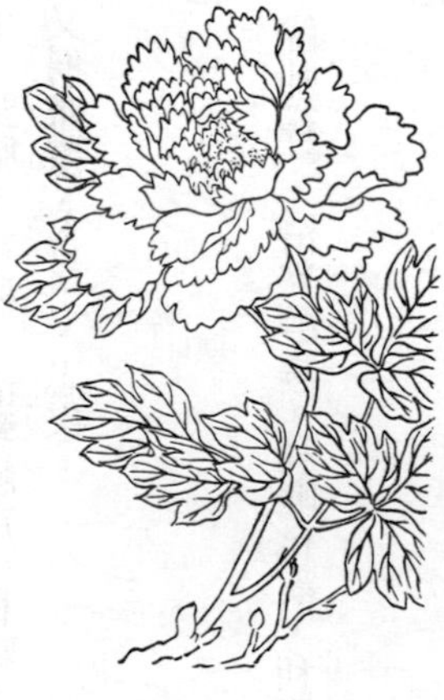

比較

生丹皮：熱入營血，跌仆損傷，陰虛發熱，血滯經閉。

丹皮炭【緩和寒性】：吐血，衄血，月經量多。

按：本品又稱丹皮。

赤芍

苦，微寒　歸肝經　清熱涼血，散瘀止痛

比較

生赤芍：血熱發斑，肝熱目赤，瘡瘍癰腫。

酒炙赤芍【緩和寒性】：經閉腹痛，跌打損傷，胸脇痺痛。

紫草

甘，寒　歸心、肝經　涼血活血，解毒透疹

水牛角

鹹，寒　歸心、肝、胃經　清熱涼血，解毒

按：本品又稱丑角，可作沖服，劑量以○．五至三克為宜。

第五節 清虛熱藥

青蒿

苦、辛，寒　歸肝、膽、腎經　清虛熱，除骨蒸，解暑截瘧

按：本品又稱黃花蒿、黃香蒿、青艾。

白薇

苦、鹹，寒　歸肝、胃經　清熱涼血，利尿通淋，解毒療瘡

比較

生白薇：外感發熱，熱邪入血，熱淋血淋。

蜜炙白薇：陰虛內熱，產後虛熱。

按：本品又稱春草、白草。

地骨皮

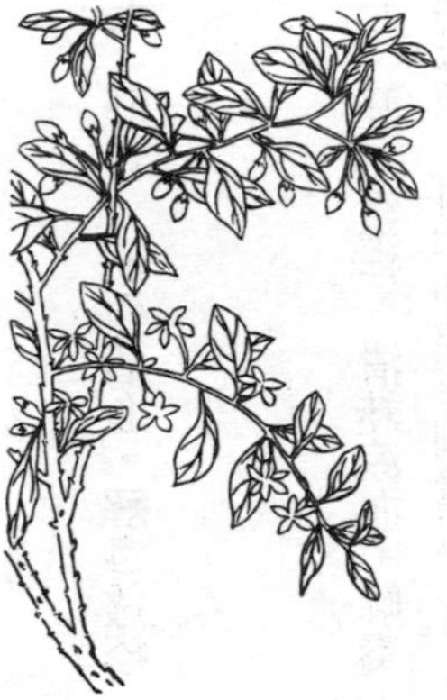

甘、淡，寒　歸肝、肺、腎經　涼血退蒸，清肺降火

按：本品又稱枸杞根、枸杞根皮。

銀柴胡

甘，微寒　歸肝、胃經　清虛熱，除疳熱

按：本品又稱銀胡、土參、沙參兒、山菜根、龍膽根。

胡黃連

苦，寒　歸心、肝、胃、大腸經　退虛熱，除疳熱，清濕熱

按：本品又稱胡連。

第三章

瀉下藥

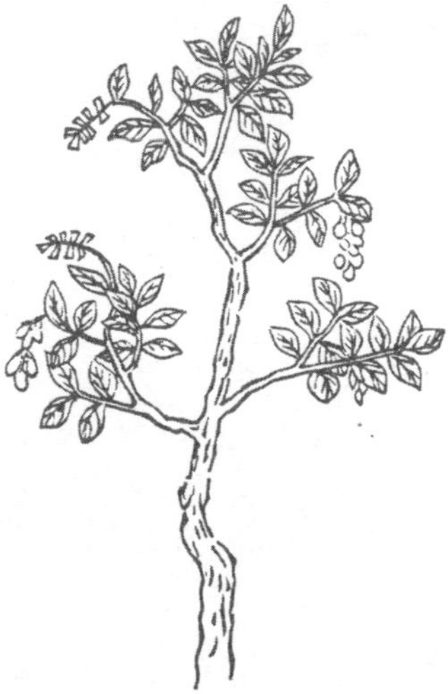

【含義】— 凡能引起腹瀉，或滑潤大腸，促進排便的藥物。

【功效】— 瀉下通便、清熱瀉火、逐水退腫等。

【適應証】— 主要用于大便秘結、胃腸積滯、實熱內結、水腫停飲等裡實証。

【分類】— 攻下藥、潤下藥、峻下逐水藥。

【使用注意】—

a.年老體虛、脾胃虛弱者慎用。

b.婦女懷孕時及產後、經期當忌用。

c.應用較強瀉下藥，當奏效即止。

d.嚴格炮製法，控制藥量。

第一節 攻下藥

大黃

苦，寒　歸心、肝、脾、胃、大腸經　瀉下攻積，清熱瀉火，止血解毒，活血祛瘀

比較

- 生大黃【瀉下，攻下】：實熱便秘，高熱譫語，濕熱黃疸癰腫疔毒，外治燒傷。
- 酒大黃【緩和瀉下，引藥上行，活血】：血熱妄行吐衄，火邪上炎的目赤腫痛。
- 熟大黃【緩瀉，活血祛瘀】：瘀血內停，腹部腫塊，月經停閉。
- 大黃炭【瀉下消失，強止血】：大腸積滯的大便出血，熱邪傷絡血不循經之嘔血、咯血。

按：本品又稱將軍、生軍。

芒硝

鹹、苦，寒　歸胃、大腸經　瀉下，軟堅，清熱

比較

- 朴硝【雜質多】：爲外用治乳癰。
- 芒硝【潔淨藥物】：實熱便秘，大便燥結，積滯腹痛，腸痛腫痛。
- 玄明粉【去結晶水】：作口腔、眼病外用藥。

按：本品可作作沖服，劑量以十至十五克爲宜。

番瀉葉

苦、甘，寒　歸大腸經　瀉下導滯

按：本品又稱瀉葉、番杏葉、通幽草。

蘆薈

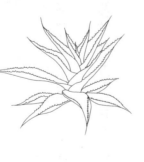

苦，寒　歸肝、大腸經　瀉下，清肝，殺蟲

第二節 潤下藥

火麻仁

甘，平　歸脾、大腸經　潤腸通便

按：本品又稱麻仁、麻子仁。

郁李仁

苦、辛、甘，平　歸大、小腸經　潤腸通便，利水消腫

比較

生郁李仁【長于通便行氣利水】：腸燥便秘，水腫脹滿。

炒郁李仁【藥性緩和】：老人、虛人、產後便秘。

松子仁

甘，溫　歸肝、肺、大腸經　潤腸通便，潤肺止咳

第三節 峻下逐水藥

甘遂

苦，寒，毒　歸肺、腎、大腸經　瀉水逐飲，消腫散結

按：本品可作丸散，劑量以〇・五至一克爲宜。

京大戟

苦、辛，寒，毒　歸肺、腎、大腸經　瀉水逐飲，消腫散結

按：煎服劑量以一・五至三克爲宜；製成丸、散以一克爲宜。

芫花

苦、辛，溫，毒　歸肺、腎、大腸經　瀉水逐飲，祛痰止咳，殺蟲療瘡

按：本品又稱老鼠花、魚毒、紫芫花，煎服劑量以一・五至三克爲宜；製成丸、散（醋製）以零點六克

爲宜。

商陸

苦，寒，毒　歸肺、腎、大腸經　瀉下利水，消腫散結

比較　甘逐、京大戟、芫花、商陸

生品【有毒，傷人正氣】：多外用治蛇蟲咬傷，癰腫瘡毒。

醋炙品【降毒性，緩和瀉下】：腹水脹滿，大小便秘，痰飲結聚。

按：煎服劑量以五至十克爲宜。

牽牛子

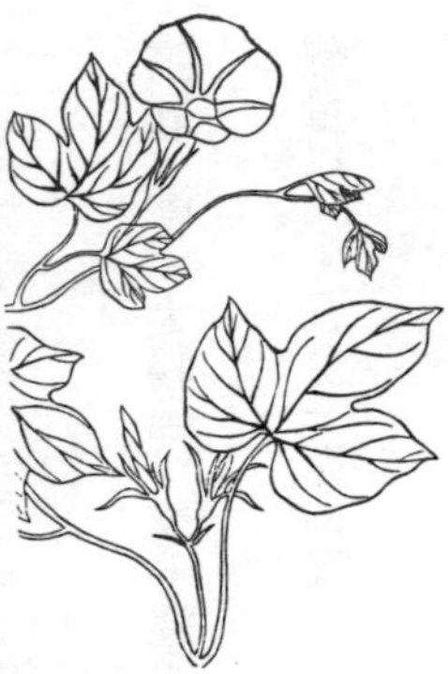

苦，寒，毒　歸肺、腎、大腸經　瀉下逐水，去積殺蟲

比較

生牽牛子【長于逐水消腫，殺蟲】：水腫脹滿，二便閉澀，蟲積腹痛。

炒牽牛子【降毒，緩和藥性，長于滌痰，消積滯】：痰喘咳逆，飲食積滯。

按：本品又稱黑丑、白丑、二丑，煎服劑量以三至九克爲宜；製成丸、散以一・五至三克爲宜。

巴豆

辛，熱，大毒　歸肺、胃、大腸經　峻下冷積，逐水退腫，祛痰利咽，蝕瘡

比較

生巴豆【外用蝕瘡】：惡瘡，疥癬，疣痣。

巴豆霜【降毒，緩瀉下】：寒積便秘，乳食停滯，腹水二便不通，喉風，喉痺。

按：製成丸、散劑量以〇・一至〇・三克爲宜。

千金子

辛，溫，毒　歸肝，腎，大腸經　瀉下逐水，破血消癥

按：入丸散，劑量以〇．五至一克爲宜。

第四章 祛風濕藥

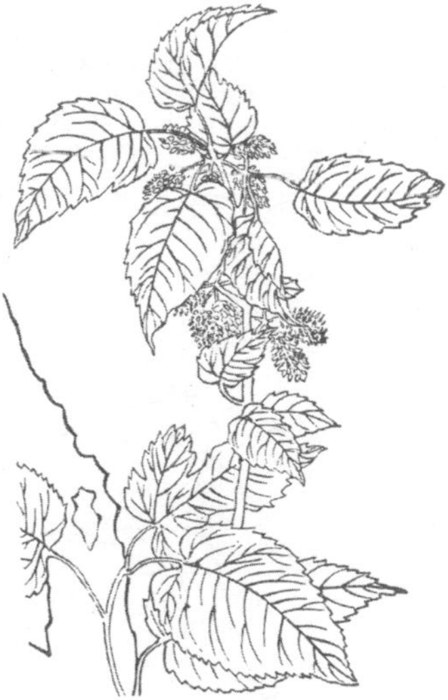

【含義】—
凡以祛除風寒濕邪，解除痺痛爲主要作用的藥物。

【功效】—
主要具有祛風散寒除濕的作用。
部分藥物還分別具有舒筋活絡、止痛、強筋骨等作用。

【適應証】—
風寒濕邪所致的肌肉、經絡、筋骨、關節等處疼痛、重著、麻木和關節腫大、筋脈拘攣、屈伸不利等証。

【分類】—
祛風濕散寒藥、祛風濕清熱藥、祛風濕強筋骨藥。

【使用注意】—
藥性多燥，易耗傷陰血，故陰虛血虧者應愼用。

第一節　祛風濕散寒藥

獨活

辛、苦，溫　歸肝、膀胱經　祛風濕，止痹痛，解表

威靈仙

辛、鹹，溫　歸膀胱經　祛風濕，通經絡，消骨哽

比較

生威靈仙：諸骨鯁咽。

酒威靈仙：風濕痺痛，肢體麻木，筋脈拘痙，關節屈伸不利。

川烏

辛、苦，溫，大毒　歸心、肝、脾、腎經　祛風除濕，散寒止痛

比較

生烏頭【大毒，不內服】：外用治風冷牙痛，疥癬，癰腫。

製烏頭【降毒，內服】：風寒濕痺，肢體疼痛，麻木不仁，心腹冷痛，疝痛，跌撲劇痛。

按：煎服劑量以一．五至三克爲宜；製散酒劑以一至二克爲宜，先煎〇．五至一小時。

草烏

辛、苦，熱，毒　歸心、肝、脾、腎經　祛風除濕，溫經止痛

用於風寒濕痺，關節疼痛，心腹冷痛，寒疝作痛，跌打損傷疼痛，麻醉止痛。

按：本品又稱草烏頭、百步草、五毒根，煎服劑量以一．五至三克爲宜，先煎〇．五至一小時。

蘄蛇

甘、鹹，溫，毒　歸肝經　祛風通絡，定驚止痙

按：本品又稱五步蛇，煎服劑量以三至九克爲宜；製成丸、散劑量以一至一．五克爲宜。

烏梢蛇

甘，平　歸肝經　祛風通絡，定驚止痙

比較

生烏梢蛇【祛風止癢，解痙】：癮疹瘙癢，小兒驚癇。

酒烏梢蛇：風濕痺痛，肢體麻木，筋脈拘急，中風，口眼歪斜，半身不遂，驚厥。

木瓜

酸，溫　歸肝、脾經　舒筋活絡，除濕和胃

按：本品又稱宣木瓜、酸木瓜、紅繡鞋。

蠶沙

辛，甘，溫　歸肝、脾、胃經　祛風濕，和中化濁

按：本品又稱晚蠶沙、蠶矢。

伸筋草

辛、苦，溫　歸肝經　祛風濕，舒筋活絡

按：本品又稱石松、過山龍、舒筋草、貓藤草。

尋骨風

辛、苦，平　歸肝經　祛風濕，通絡止痛

松節

苦，溫　歸肝、腎經　祛風濕，活絡止痛

按：本品又稱黃松木節、油松節、松朗頭。

海風藤

辛、苦，微溫　歸肝經　祛風除濕，通經活絡

老鶴草

辛、苦，平　歸肝、腎、大腸經　祛風濕，舒筋活絡，止瀉痢

路路通

辛、苦，平　歸肝、胃、膀胱經　祛風通絡，利水下乳

按：本品又稱楓實、楓果、六六通。

青風藤

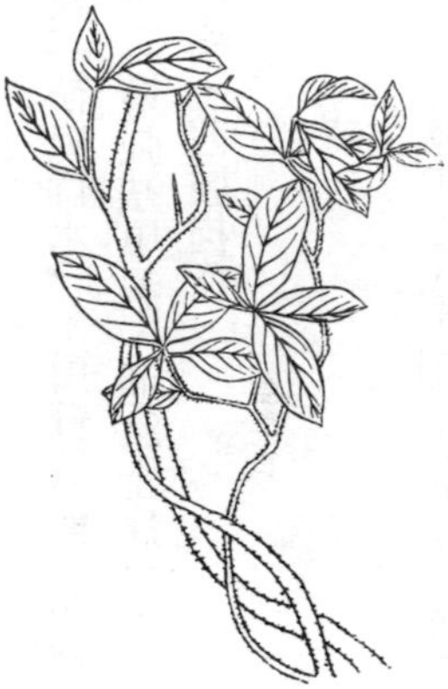

辛、苦，平　歸肝、脾經　祛風濕，通筋絡，利小便

丁公藤

辛，溫，毒　歸肝、脾、胃經　祛風濕，消腫止痛

昆明山海棠

辛、苦，溫，大毒　歸肝、脾、腎經　祛風濕，祛瘀通絡，續筋接骨

雪上一枝蒿

辛、苦，溫，大毒　歸肝經　祛風濕，活血止痛

第二節 祛風濕清熱藥

秦艽

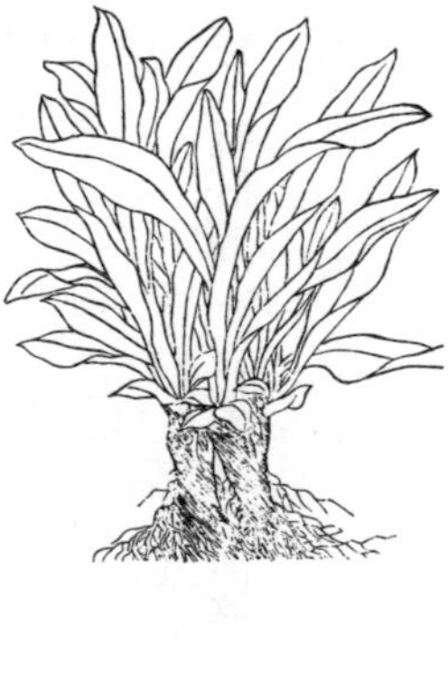

辛、苦，微寒　歸肝、膽、胃經　祛風濕止痺痛，退虛熱，清濕熱

按：本品又稱秦膠、左扭根、西大艽。

防己

辛、苦，寒　歸腎、脾、膀胱經　祛風濕，止痛，利水消腫

按：防己分爲木防己與漢防己，木防己（廣防己）有祛風濕、止痛之效，漢防己有利水消腫之效，但有礙腎。

桑枝

苦，平　歸肝經　祛風通絡，利關節

比較

生桑枝【祛風行水】：肩臂關節酸痛麻木。

酒桑枝【增強祛風濕，通絡止痛】：風寒濕痺，關節疼痛，四肢拘痙。

豨薟草

辛、苦，寒　歸肝、腎經　祛風濕，通經活絡，清熱解毒

比較

生豨薟草【長清熱解毒】：痛腫瘡毒，濕疹瘙癢。

酒豨薟草【增強祛風濕】：風濕痺証，關節疼痛，四肢麻木，腳弱無力，中風手足不遂。

按：本品又稱稀薟草、稀遷草、稀仙。

臭梧桐

辛、苦、甘，涼　歸肝經　祛風濕，活絡

海桐皮

辛、苦，平　歸肝經　祛風濕，通絡止痛，殺蟲止癢

按：本品又稱刺桐皮、釘桐皮、刺通、丁皮。

絡石藤

苦，微寒　歸心、肝經　祛風通絡，涼血消腫

按：本品又稱絡石、爬牆虎。

穿山龍

苦，微寒　歸肝、肺經　祛風濕，活血通絡，清肺化痰

絲瓜絡

甘，平　歸肝、肺、胃經　祛風通絡，解毒化痰

按：本品又稱絲瓜布，可煎湯代水。

雷公藤

辛、苦，寒，大毒　歸肝、腎經　祛風濕，活血通絡，消腫止痛，殺蟲解毒

按：煎服宜久煎，研粉以一·五至四·五克爲宜，有礙腎。

第三節 祛風濕強筋骨藥

五加皮

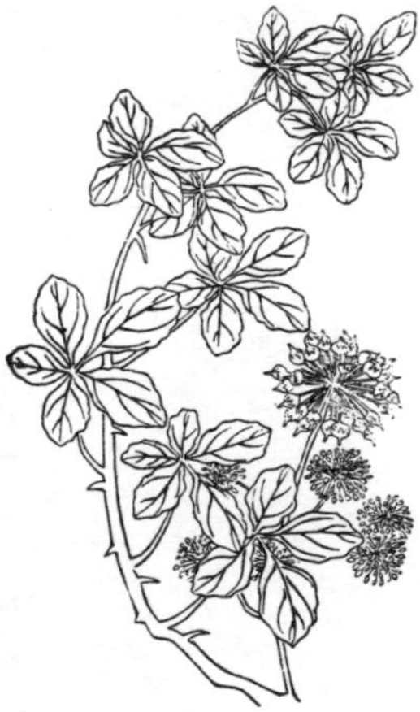

苦、辛，溫　歸肝、腎經　祛風濕，強筋骨，利尿

按：本品又稱南五加皮、川加皮、五甲皮。

桑寄生

苦、甘，平　歸肝、腎經　祛風濕，益肝腎，強筋骨，安胎

按：本品又稱北寄生、廣寄生、寄生、寄生茶。

狗脊

比較

苦、甘，溫　歸肝、腎經　祛風濕，補肝腎，強腰膝

苦、辛，平，毒　歸肝、腎經　祛風濕，通經絡，益腎氣

生狗脊：風寒濕痺，關節疼痛。

砂炒狗脊【去毛，利于煎出】：肝腎不足或沖任虛寒之腰痛腳軟，婦女白帶。

按：本品又稱龍骨風、金毛狗脊。

千年健

苦、辛，溫　歸肝、腎經　祛風濕，強筋骨，止痺痛

雪蓮花

苦、甘，溫　歸肝、腎經　祛風濕強筋骨，補腎陽，調經止血

鹿銜草

苦、甘，溫　歸肝、腎經　祛風濕，強筋骨，止血止咳

石喃葉

第五章 化濕藥

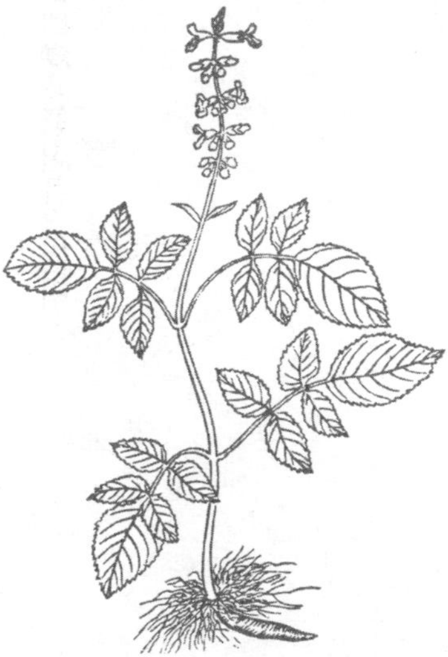

【含義】—

凡氣味芳香，性偏溫燥，具有化濕運脾作用的藥物。

【功效】—

醒脾化濕、燥濕健脾。此外，有芳香解暑之功。

【適應証】—

適用于濕濁內阻，脾爲濕困，運化失常所致的脘腹痞滿、嘔吐泛酸、大便溏薄、食少體倦、口甘多涎、舌苔白膩等証。此外，濕溫、暑溫亦可選用。

【使用注意】—

a.本類藥物多屬辛溫香燥之品，易于耗氣傷陰，故陰虛血燥及氣虛者宜慎用。

b.入煎劑宜後下，不宜久煎。

藿香

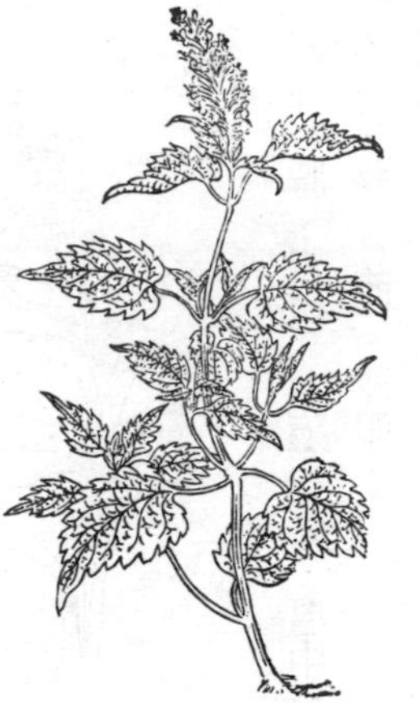

辛，微溫　歸肺、脾、胃經　化濕，解暑，止嘔

按：本品又稱廣藿香。

佩蘭

辛，平　歸肺、脾、胃經　化濕，解暑

按：本品又稱佩蘭葉、蘭草、香草、香佩蘭、老山茶、雞骨香、水澤蘭。

蒼朮

辛、苦，溫　歸脾、胃經　燥濕健脾，祛風濕

比較

- 生蒼朮【長化濕和胃】：風濕痺痛，感冒夾濕，濕溫發熱，腳膝疼痛。
- 麩炒蒼朮【緩和燥性，增強燥濕健脾】：脾胃不和，疼飲停滯，青盲雀目，濕熱下注。
- 焦蒼朮【長固腸止瀉】：脾虛泄瀉。

厚朴

辛、苦，溫　歸肺、脾、胃經　行氣，燥濕，消積，平喘

比較

- 生厚朴【辛辣峻烈】：不生用。
- 姜厚朴【增強寬中和胃】：濕阻氣滯，脘腹。

按：本品又稱筒朴、厚樸、川朴。

附藥：**厚朴花**味辛性溫，有芳香化濕、行氣寬胸之效。

砂仁

辛，溫　歸脾、胃經　化濕行氣，溫中止嘔止瀉，安胎

比較

生砂仁【化濕行氣，醒脾和胃】：脾胃濕阻氣滯，脘腹脹痛，納呆食少，嘔吐泄瀉。

鹽砂仁【緩和溫燥，增強降氣安胎，溫腎縮尿】：妊娠惡阻，胎動不安，小便頻數，遺尿。

按：砂仁殼有治脾胃氣滯、脘腹脹痛、嘔惡食少之效。

白豆蔻

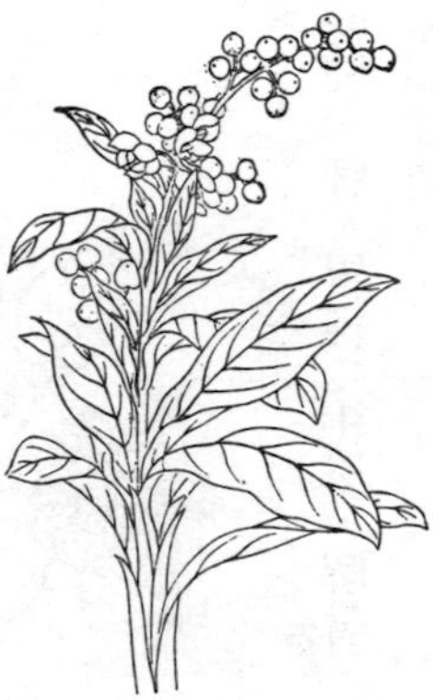

辛，溫　歸肺、脾、胃經　化濕行氣，溫中止嘔

按：本品又稱豆蔻、豆叩、波叩。

附藥：**豆蔻殼**味辛性溫，有化濕行氣、溫中止嘔之效。

草豆蔻

辛，溫　歸脾、胃經　燥濕行氣，溫中止嘔

按：本品又稱草蔻、草叩仁、大豆蔻、草豆叩。

草果

辛，溫　歸脾、胃經　燥濕散寒，除痰截瘧

比較

生草果【燥濕散寒】

姜草果【緩和燥性，增強溫胃止嘔】：寒濕阻滯脾胃，脘腹脹滿，疼痛，嘔吐。

按：本品又稱草果仁、老蔻、紅草果、姜草果。

第六章
利水滲濕藥

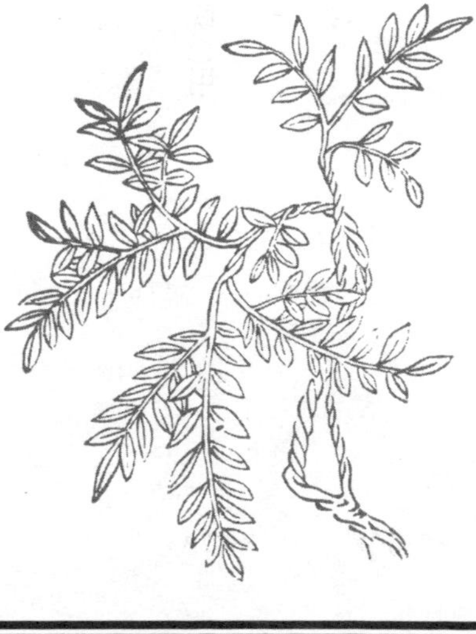

【含義】—
凡能通利水道，滲泄水濕，治療水濕內停病証爲主要作用的藥物。

【功效】—
具有利水消腫，利尿通淋，利濕退黃等功效。

【適應証】—
小便不利、水腫、淋証、黃疸、濕瘡、泄瀉、帶下、濕溫、濕痺等水濕所致的各種病証。

【分類】—
利水消腫藥、利尿通淋藥、利濕退黃藥。

【使用注意】—
本類藥物易耗傷津液，對陰虧津少、腎虛遺精遺尿、宜愼用或忌用。

第一節 利水消腫藥

茯苓

甘、淡，平　歸心、脾、腎經　利水腎濕，健脾安神

朱茯苓可加強安神

按：本品又稱雲苓、雲茯苓、茯靈、白茯苓。

附藥：

＊茯苓皮味甘、淡，性平，有利水消腫之效。

＊茯神味甘、淡，性平，亦有寧心安神之效。

薏苡仁

甘、淡，微寒　歸脾、胃、肺經　利水滲濕，健脾除痹，清熱排膿

比較

生薏苡仁【清利濕熱】

炒薏苡仁【健脾止瀉】

按：本品又稱苡仁、苡米、薏米、薏仁。

豬苓

甘、淡，平　歸腎、膀胱經　利水滲濕

按：本品又稱朱苓。

澤瀉

甘、淡，寒　歸腎、膀胱經　利水滲濕，泄熱

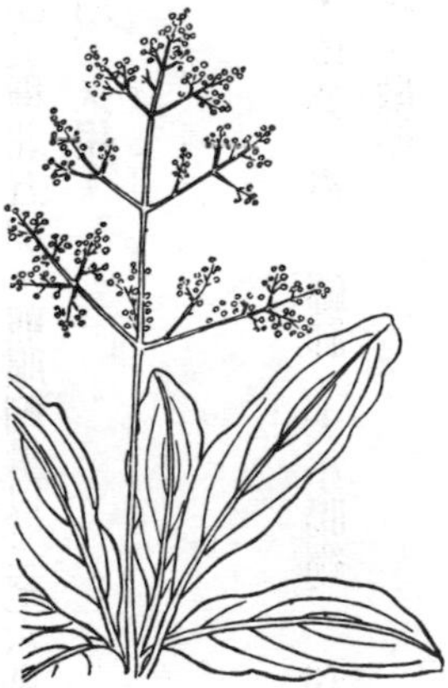

比較

生澤瀉【長利水瀉熱】：小便不利，水腫，濕熱黃疸，淋濁，濕熱帶下。

鹽澤瀉【引藥下行，增強瀉熱，利尿不傷陰】：陰虛火旺，腎、膀胱、下焦濕熱，小便不利。

麩炒澤瀉【緩和寒性，長滲濕和脾，降濁升清】

：脾虛泄瀉，痰濕眩暈。

按：本品又稱閩瀉、澤下、文旦、閩且、宅夕。

冬瓜皮

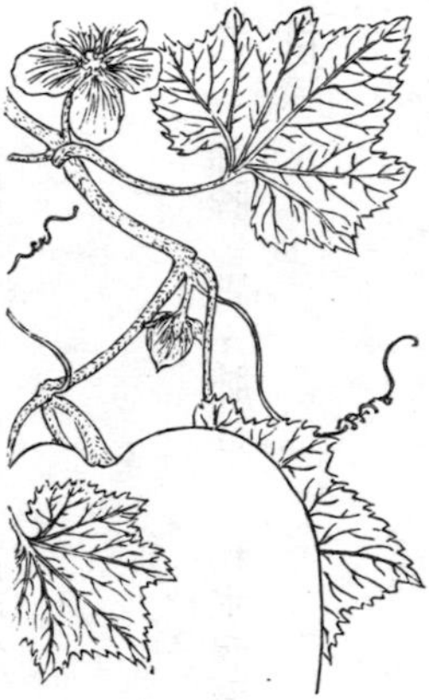

甘，微寒　歸肺、小腸經　利水消腫

附藥：**冬瓜仁**味甘，性微寒，有清肺化痰、利濕排膿之效，可治肺熱咳嗽、肺癰、腸癰、帶下、白濁。

按：冬瓜仁又稱冬瓜子、瓜子、瓜瓣

玉米鬚

甘，平　歸膀胱、肝、膽經　利水消腫，利濕退黃

按：本品可煎湯代水。

葫蘆

甘，平　歸肺、小腸經　利水消腫

香加皮

辛、苦，微溫，毒　歸心、肝、腎經　利尿消腫，祛風濕，止痛

按：本品又稱北五加，煎服劑量以三至六克爲宜，但不宜多用、久用。

澤漆

辛、苦，微寒，毒　歸肺、大小腸經　利水消腫，化痰止咳，散結

螻蛄

鹹，寒　歸膀胱、大小腸經　利水消腫

按：本品又稱喇嘛蛄、土狗子。

薺菜

甘，涼　歸肝、胃經　清熱利水，涼血止血

枳椇子

甘、酸，平　歸脾經　利水消腫，解酒毒

第二節 利尿通淋藥

車前子

甘，寒　歸肺、肝、腎經　利尿通淋，滲濕止瀉，清肝明目，清肺化痰

比較

- 生車前子【長利水通淋，清肺化痰，清肝明目】：水腫，淋瘡，暑濕泄瀉，痰熱咳嗽，肝火目赤。
- 炒車前子【緩和寒性，長滲濕止瀉】：濕濁泄瀉。
- 鹽車前子【泄熱利尿不傷陰，長益肝明目】：眼目昏暗，視力減退。

按：本品又稱前仁、車串子。

附藥：**車前草**味甘性寒，歸肺、肝、腎經，有清肺化痰、清熱解毒之效。

滑石

甘、淡，寒　歸胃、膀胱經　利尿通淋，清解暑熱，收濕斂瘡

按：本品又稱滑石粉、飛滑石、活石。

關木通

苦，寒　歸心、小腸、膀胱經　利尿通淋，通經下乳

按：本品又稱木通，古稱通草，煎服劑量以三至六克爲宜，有礙腎。

通草

甘、淡，微寒　歸肺、胃經　清熱利濕，通氣下乳

按：本品又稱通脫木、通大海、花草。

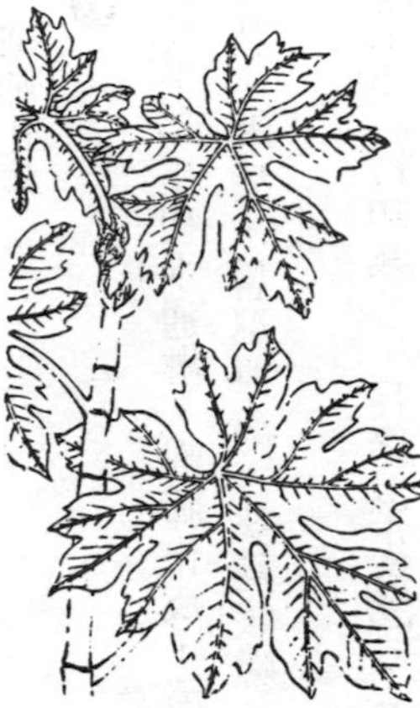

瞿麥

苦，寒　歸心、小腸、膀胱經　利尿通淋，活血通經

按：本品又稱具麥、巨麥、山瞿麥。

萹蓄

苦，微寒　歸膀胱經　利尿通淋，殺蟲止癢

海金沙

甘，寒　歸膀胱、小腸經　利尿通淋

按：本品又稱金沙、金沙粉。

附藥：**海金沙藤**味甘性寒，有利尿通淋、清熱解毒之效，可治熱淋、石淋、癰腫瘡毒、痄腮、黃疸。

地膚子

苦，寒　歸膀胱經　清熱利濕，止癢

按：本品又稱地麥、千心子。

石韋

甘、苦，微寒　歸肺、膀胱經　利水通淋，清肺止咳

按：本品又稱石蘭、石劍、金湯匙。

冬葵子

甘，寒　歸膀胱、大小腸經　利尿通淋，下乳潤腸

燈心草

甘、淡，微寒　歸心、肺、小腸經　利尿通淋，清心除煩

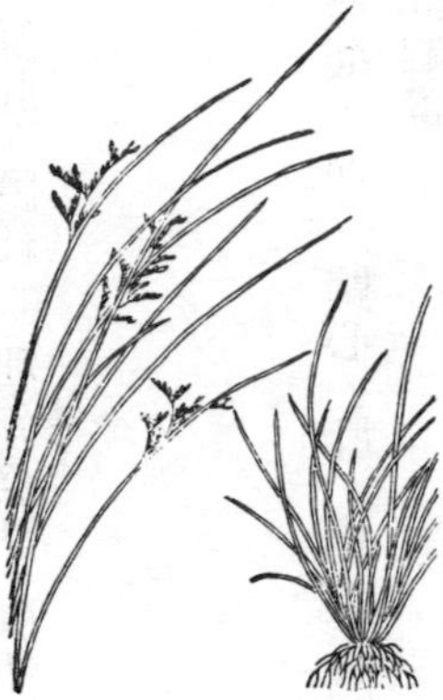

比較

生燈心草【長利水通淋】：熱淋，黃疸，水腫。

燈心草炭【長涼血止血，清熱斂瘡】：外用治咽痺，乳蛾，喉痺，陰疳。

朱砂拌燈心草【長降火安神】：心煩失眠，小兒夜啼。

按：本品又稱燈心、燈草，煎服劑量以一·五至二·五克爲宜，亦可入丸散。

萆薢

苦，微寒　歸肝、胃經　利濕去濁，祛風除濕

第三節 利濕退黃藥

茵陳蒿

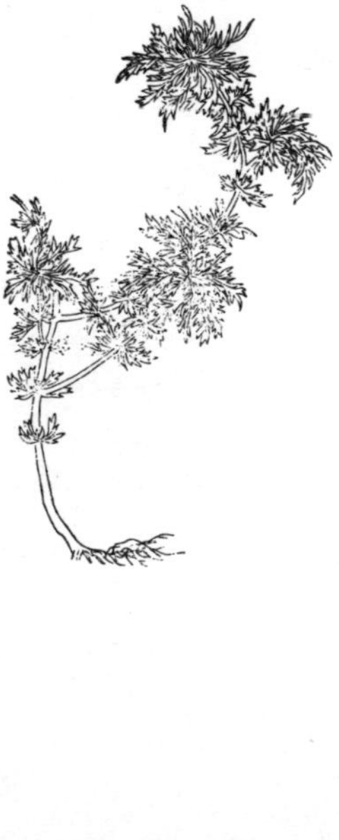

苦，微寒　歸肝、膽、脾、胃經　清利濕熱，利膽退黃

按：本品又稱茵陳、錦陳。

金錢草

甘、淡，微寒　歸肝、膽、膀胱、腎經　除濕退黃，利尿通淋，解毒消腫

按：本品又稱廣金錢草、過路黃，可煎湯代水。

虎杖

苦，寒　歸肝、膽、肺經　利膽退黃，清熱解毒，活血祛瘀，祛痰止咳

按：本品又稱土大王、陰陽蓮、川七、大接骨。

地耳草

苦，平　歸肝、膽經　利濕退黃，清熱解毒，活血消腫

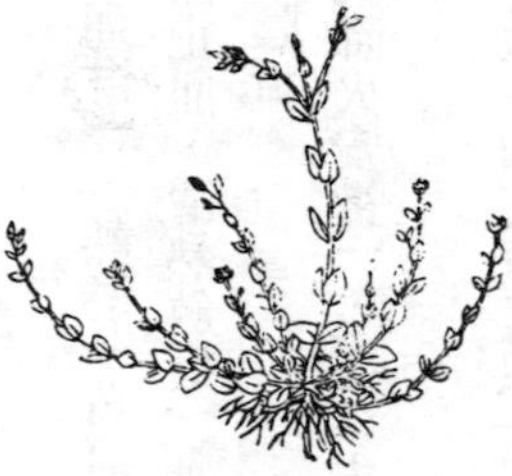

垂盆草

甘、淡、微酸，涼　歸心、肝、膽、小腸經　利濕退黃，清熱解毒

雞骨草

甘、苦，涼　歸肝、胃經　利濕退黃，清熱解毒，疏肝止痛

珍珠草

甘、苦，涼　歸肝、肺經　利濕退黃，清熱解毒，明目消積

第七章 溫裡藥

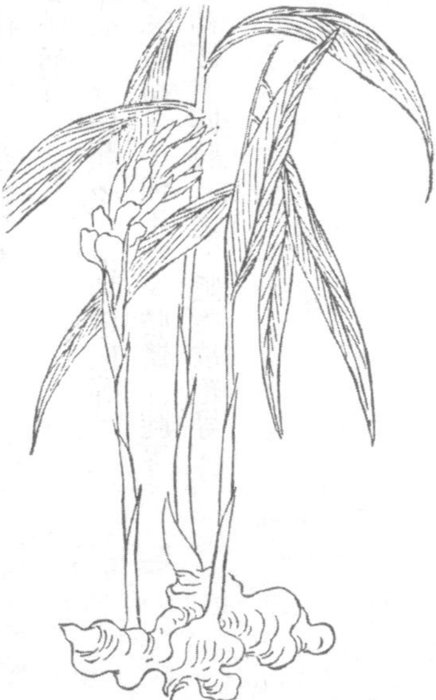

【含義】—
凡以溫裡祛寒、治療裡寒証爲主要作用的藥物，又稱祛寒藥。

【功效】—
主要能溫裡散寒、溫經止痛。
部份藥兼有助陽、回陽。

【適應証】—
主要用于
a.入脾胃經：用治脾胃受寒或脾胃虛寒証，見脘腹冷痛、嘔吐泄瀉、舌淡苔白等。
b.入肺經：用治肺寒痰飲証，見痰鳴咳喘、痰白清稀、舌淡苔白滑等。
c.入肝經：用治肝經受寒少腹痛、寒疝作痛、厥陰頭痛等。
d.入腎經：用治腎陽不足証，見陽萎宮冷、腰膝冷痛、夜尿頻多、滑精遺尿等。
e.入心腎兩經：用治心腎陽虛証，見心悸怔忡、畏寒肢冷、小便不利、肢體浮腫等。
f.回陽救逆：用治亡陽厥逆証，見畏寒蜷臥、汗出神疲、四肢厥逆、脈微欲絕等。

【使用注意】—
a.實熱証、陰虛火旺、津血虧虛忌用。
b.孕婦及氣後炎熱時愼用。

附子

辛、甘，熱，毒　歸心、脾、腎經　回陽救逆，助陽補火，散寒止痛

比較

生附子【有毒，一般不生用】

炮附片【降毒，溫腎暖脾】：心腹冷痛，虛寒吐瀉。

淡附片【降毒，回陽救逆，散寒止痛】：亡陽虛脫，肢冷脈微，陰寒水腫，陽虛外感，寒濕痺痛。

按：久煎先煎〇・五至一小時，至口嘗無麻，附子無姜（乾）不熱。

乾姜

辛，熱　歸心、肺、脾、胃經　溫中散寒，回陽通脈，溫肺化飲

肉桂

辛、甘，熱　歸心、肝、脾、腎經　補火助陽，散寒止痛，溫經通脈

按：本品又稱官桂、玉桂，煎服劑量以二至五克爲宜，亦可沖服，劑量以一至二克爲宜。

吳茱萸

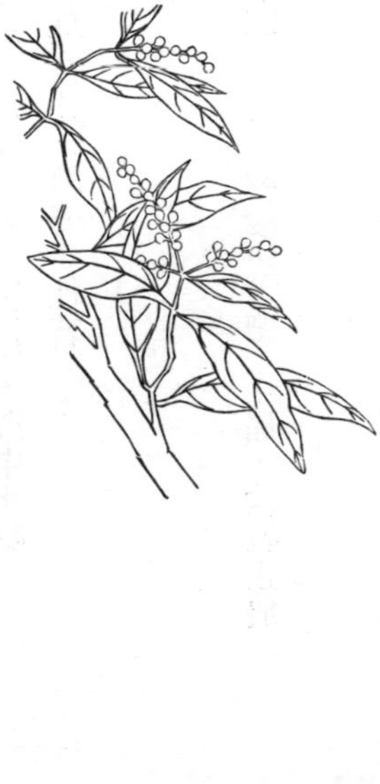

辛、苦，熱，小毒　歸肝、脾、胃、腎經　散寒止痛，溫中止嘔，助陽止瀉

比較

生吳茱萸【小毒，多外用，散寒定痛力強】：口腔潰瘍，牙痛，濕疹。

製吳茱萸【降毒，緩和燥性】：厥陰頭痛，寒疝腹痛，寒濕腳氣，嘔吐呑酸，五更泄瀉。

按：本品又稱吳萸、茶辣、左力，煎服劑量以一．五至四．五克爲宜，不宜多用久服。

小茴香

辛，溫　歸肝、脾、胃、腎經　散寒止痛，理氣和中

比較

生小茴香【辛散理氣】：胃寒嘔吐，小腹冷痛，脘腹脹痛。

鹽小茴香【溫腎祛寒，療疝止痛】：疝氣疼痛，睪丸墜痛，腎虛腰痛。

按：本品又稱茴香、茴香子、谷香、小茴、香子、小香，煎服劑量以三至六克爲宜。

八角茴香

辛，溫　歸肝、脾、胃、腎經　散寒止痛，理氣和中

按：本品又稱大茴香、大八角。

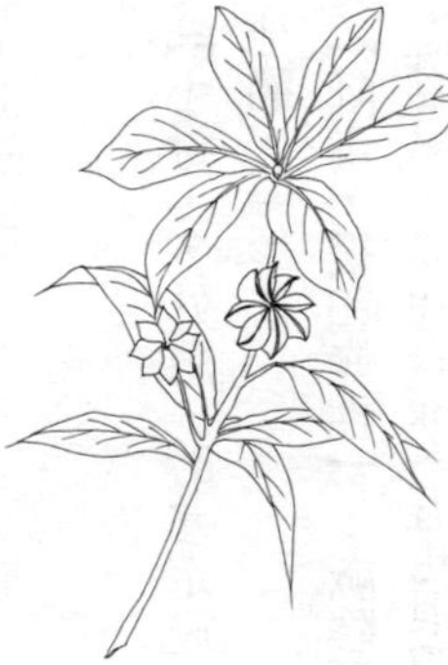

高良姜

辛，熱　歸脾、胃經　散寒止痛，溫中止嘔

按：本品又稱良姜，鳳姜，杜若。

花椒

辛，熱　歸脾、胃、腎經　溫中止痛，殺蟲止癢

比較

生花椒【小毒，辛熱強，長殺蟲止癢】：疥瘡，濕疹，皮膚搔癢。

炒花椒【減毒，辛散緩和，長溫中散寒祛蟲止痛】：脘腹寒痛，寒濕泄瀉，蟲積腹痛，吐蛔。

按：本品又稱蜀椒、川椒、巴椒，煎服劑量以二至六

克為宜。

附藥：**椒目**味苦性寒，歸肺、腎、膀胱經，利水消腫，降氣平喘。用於水腫脹滿，痰飲咳喘。

丁香

辛，溫　歸脾、胃、腎經　溫中降逆，散寒止痛，溫腎助陽

按：本品又稱公丁香，煎服劑量以一．五至六克為宜。

附藥：**母丁香**味辛性溫，歸脾、胃、腎經，有溫中降逆、散寒止痛、溫腎助陽之效。

蓽茇

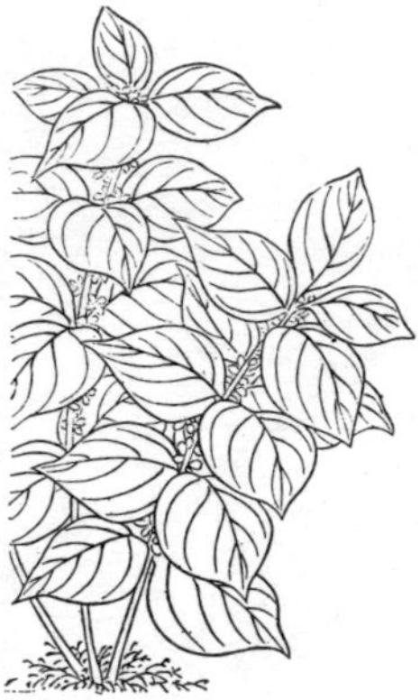

辛，熱　歸胃、大腸經　溫中散寒

按：本品又稱蓽拔，煎服劑量以三至六克為宜。

蓽澄茄

辛，溫　歸脾、胃、腎、膀胱經　溫中散寒，行氣止痛

按：煎服劑量以二至五克為宜。

胡椒

辛，熱　歸胃、大腸經　溫中止痛，下氣消痰

按：煎服劑量以二至四克為宜；研末服以○．五至一克為宜。

第八章

理氣藥

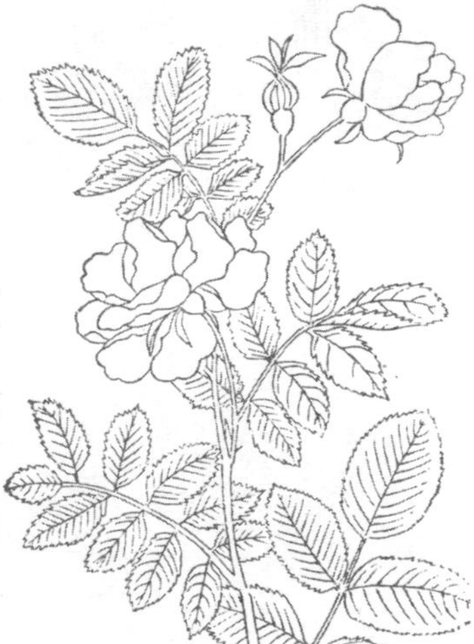

【含義】—
凡以疏理氣機、治療氣滯或氣逆証爲主要作用的藥物，又叫行氣藥。

【功效】—
有理氣健脾、疏肝解鬱、理氣寬胸、行氣止痛、破氣散結等不同功效。

【適應証】—
氣滯、氣逆証：

a.脾胃氣滯之脘腹脹滿疼痛、噁心嘔吐、大便失調等。

b.肝氣鬱滯之脇肋脹痛、乳房脹痛、少腹脹痛、疝氣疼痛、月經不調、痛經、閉經、性情躁急易怒、心情抑鬱寡歡、悶悶不樂等。

c.肺氣壅滯之胸悶、咳嗽氣喘等。

d.氣滯（厲害）所致的痞、瘀、積、結等。

【使用注意】—
本類藥物性多辛溫香燥，易耗氣傷陰，故氣陰不足者愼用。

橘皮

辛、苦，溫　歸脾、肺經　理氣健脾，燥濕化痰

按：本品又稱陳皮、廣陳皮、新會皮。

附藥：

***橘核**　苦，平　歸肝經　理氣散結止痛　用於疝氣痛，睪丸腫痛，乳房結塊。

***橘絡**　甘、苦，平　歸肝、肺經　行氣通絡，化痰止咳　用於痰滯經絡之胸痛、咳嗽。

***橘葉**　辛、苦，平　歸肝經　疏肝行氣，散結消腫　用於脇肋作痛，乳癰，乳房結塊。

***化橘紅**（橘紅）辛、苦，溫　歸脾、肺經　理氣寬中，燥濕化痰　用於濕痰或寒痰咳嗽，食積嘔惡胸悶。

青皮

辛、苦，溫　歸肝、膽、胃經　疏肝理氣，消積化滯

比較

生青皮【辛散破氣力強】：食積不化，胃脘痛，脘腹痞滿脹痛，乳癰。

醋青皮【疏肝止痛，緩和辛烈，引藥入肝】：肝氣鬱滯，脘腹、脇肋疼痛，疝痛。

按：本品又稱小青皮、四花青皮、個青、四青。

枳實

辛、苦，微寒　歸脾、胃、大腸經　破氣除痞，化痰消積

比較

生枳實【破氣化痰爲主，適氣壯邪實】：胸痺，痰飲。

麩炒枳實【緩和峻烈，以散結消痞力勝】：胃脘痞滿，下痢泄瀉，大便秘結。

枳殼

辛、苦，微寒　歸脾、胃、大腸經　行氣寬胸除脹

木香

辛、苦，溫　歸脾、胃、大腸、膽、三焦經　行氣

止痛

比較

生木香【行氣力強】：脘腹脹痛。

煨木香【行氣力緩，實腸止瀉】：泄瀉。

按：本品又稱廣木香、雲木香。

沉香

辛、苦，溫　歸脾、胃、腎經　行氣止痛，溫中止嘔，納氣平喘

按：煎服劑量以一至三克爲宜，製成丸、散或沖服以〇‧五至一克爲宜。

檀香

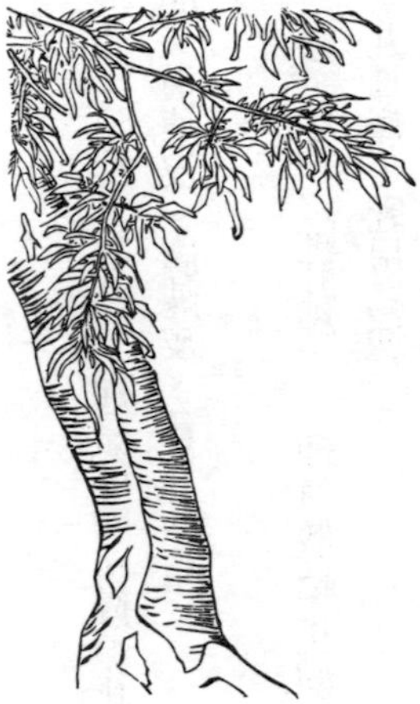

辛，溫　歸脾、胃、肺經　行氣止痛，散寒調中

按：煎服劑量以一至三克爲宜。

香附

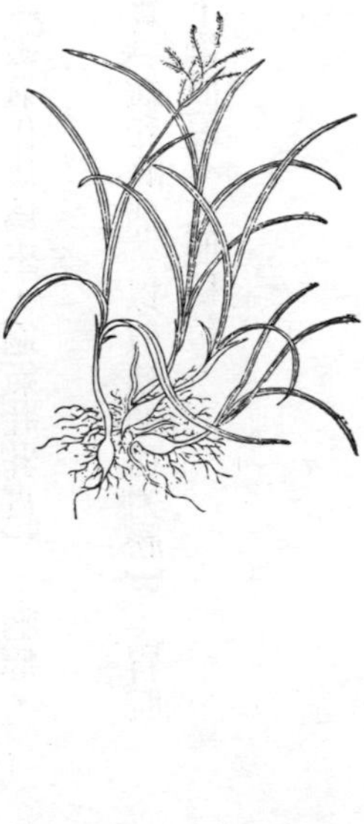

辛、苦、甘，平　歸肝、脾、三焦經　舒肝理氣，調經止痛

比較

生香附【理氣解鬱爲主，多入解表劑】：風寒感冒，胸隔痞悶。

醋香附【增加疏肝止痛，並消積化滯】：痛經，乳房脹痛，傷食腹痛，脇肋疼痛，胃脘疼痛。

酒香附【通經脈，散結滯】：寒疝疼痛，瘰癧，

月經不調。

香附炭【長止血】：婦女崩漏不止。

按：本品又稱香附子、雷公頭、莎草根。

川楝子

苦，寒，小毒　歸肝、胃、小腸、膀胱經　行氣止痛，殺蟲療癬

炒川楝子【寒性降低】

按：本品又稱金鈴子、苦楝子。

烏藥

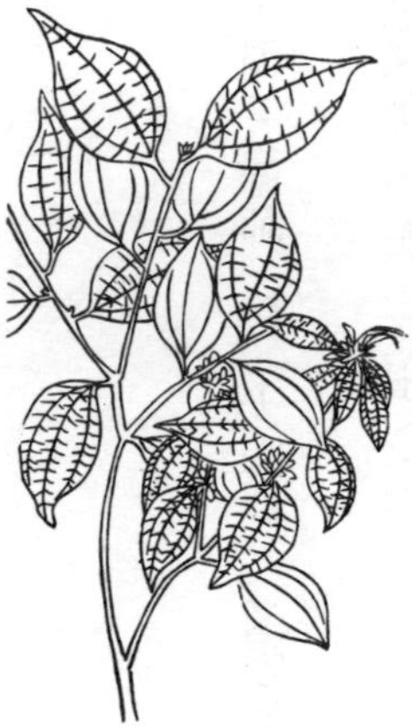

辛，溫　歸肺、脾、腎、膀胱經　行氣止痛，溫腎散寒

按：本品又稱台烏、天台烏。

荔枝核

辛、微苦，溫　歸肝、胃經　行氣散結，散寒止痛

佛手

辛、苦，溫　歸肝、脾、胃、肺經　疏肝解鬱，理氣和中，燥濕化痰

按：本品又稱佛手柑、福壽柑、陳佛手。

香櫞

辛、苦、酸，溫　歸肝、脾、胃、肺經　疏肝解鬱，理氣寬中，化痰止咳

玫瑰花

辛、微苦，溫　歸肝、脾經　行氣解鬱，活血止痛

綠萼梅

酸、澀，平　歸肝、胃、肺經　疏肝和胃，理氣化痰

薤白

辛、苦，溫　歸肺、胃、大腸經　通陽散結，行氣導滯

按：本品又稱薤白頭、薤根、太白。

青木香

辛、苦，寒　歸肝、胃經　行氣止痛，解毒辟穢，消腫

大腹皮

辛，微溫　歸脾、胃、大小腸經　行氣導滯，利水消腫

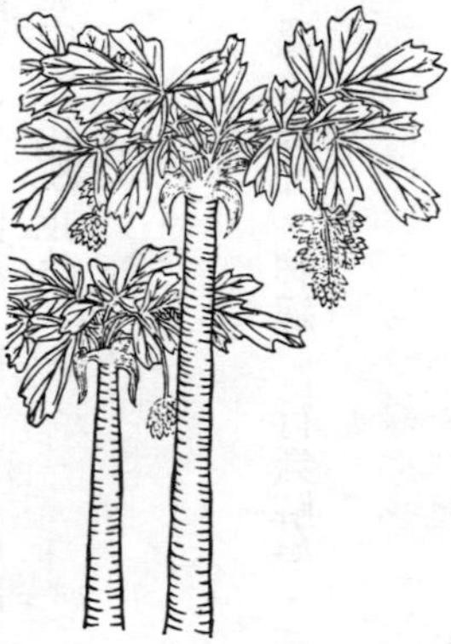

柿蒂

苦、澀，平　歸胃經　降氣止呃

按：本品又稱柿丁、柿萼、柿頂。

刀豆

甘，溫　歸胃、腎經　降氣止呃，溫腎助陽

甘松

辛、甘，溫　歸脾、胃經　行氣止痛，開鬱醒脾

按：本品又稱甘松香、垻松。

九香蟲

鹹，溫　歸肝、脾、腎經　理氣止痛，溫腎助陽

娑羅子

甘，溫　歸肝、胃經　疏肝解鬱，和胃止痛

天仙藤

苦，溫　歸肝、脾經　理氣，祛濕，活血止痛

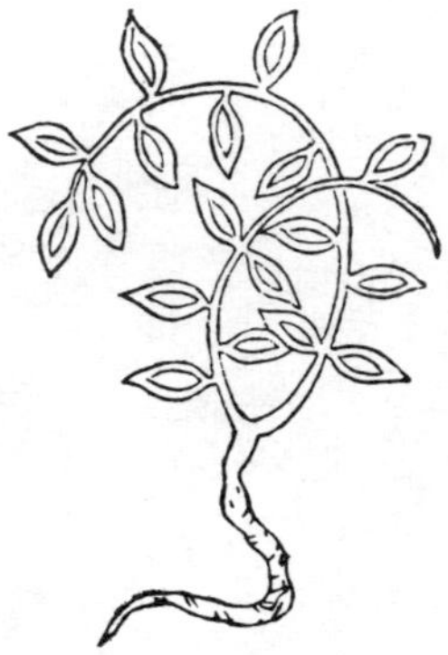

第九章 消食藥

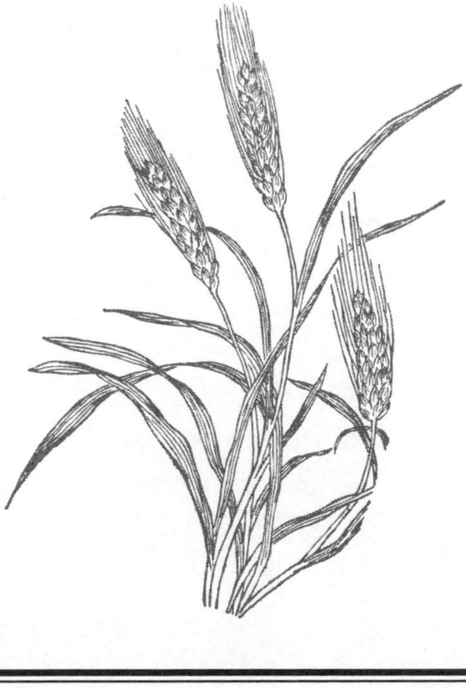

【含義】—凡以消積導滯、促進消化、治療飲食積滯爲主要作用的藥物，又稱消導藥。

【功效】—消化飲食積滯、開胃和中。

【適應証】—主要用于飲食積滯的脘腹脹滿、噯氣呑酸、惡心嘔吐、不思飲食、大便失常等脾胃虛弱的消化不良証。

山楂

酸、甘，微溫　歸脾、胃、肝　消食化積，行氣散瘀

比較

- 生山楂【活血】：瘀血經閉，產後瘀阻，心腹刺痛，疝氣疼痛及高血脂，高血壓，冠心病。
- 炒山楂【酸味減弱，消食化積】：脾虛食滯，食慾不振，神倦乏力。
- 焦山楂【消食止瀉】：食積脾虛泄瀉，瀉痢。
- 山楂炭【止血，止瀉】：胃腸出血，脾虛腹瀉兼食滯。

按：本品又稱山楂肉、山楂子、山楂粒，爲消化油膩肉食積滯要藥。

神曲

甘、辛，溫　歸脾、胃經　消食和胃

比較

- 生神曲【健脾開胃兼發散】：感冒食滯，食阻中焦。
- 麩炒神曲【醒脾和胃】：食積不化，脘腹脹滿，不思飲食，腸鳴泄瀉。
- 焦神曲【消食化積力強，以食積泄瀉爲主】：暑暴瀉，飲食所傷，胸膈痞悶。

按：本品又稱六神曲、建曲。

麥芽

甘，平　歸脾、胃、肝經　消食健胃，回乳消脹

比較

- 生麥芽【消食健胃兼能疏肝】：飲食積滯，鬱而化熱，脘腹痞滿。
- 炒麥芽【回乳消脹，增強開胃消食】：飲食過飽，心胸滿悶不快。
- 焦麥芽【增強消食化積】：食積泄瀉，脾虛泄瀉。

按：本品又稱大麥芽。

谷芽

甘，平　歸脾、胃經　消食健胃

按：本品又稱稻芽。

萊菔子

辛、甘，平　歸脾、胃、肺經　消食除脹，降氣化痰

比較

生萊菔子【能升能散，長涌吐風痰】：風痰壅盛。

炒萊菔子【性緩和，長消食除脹，降氣化痰】：食積腹脹，氣喘咳嗽。

按：本品又稱蘿蔔子、蘿白子，

雞內金

甘，平　歸脾、胃、小腸、膀胱經　消食健胃，澀精止遺

比較

生雞內金【長攻積，通淋化石】：泌尿系與膽道結石之石淋。

砂炒雞內金【增強健脾，消積】：消化不良，食積不化，小兒疳積。

焦雞內金【長消食止瀉，因精止遺】：傷食腹瀉，腎虛遺精遺尿。

醋雞內金【疏肝助脾】：脾胃虛弱，脘腹脹滿。

按：本品又稱內金、雞合子，可研末服，劑量以一·五至三克爲宜。

雞矢藤

甘、苦，微寒　歸脾、胃、肺、肝經　消食健胃，化痰止咳，清熱解毒，止痛

隔山消

甘、苦，平　歸脾、胃、肝經　消食健胃，理氣止痛，催乳

阿魏

辛、苦，溫　歸脾、胃、肝經　化癥散結，消積，殺蟲

第十章 驅蟲藥

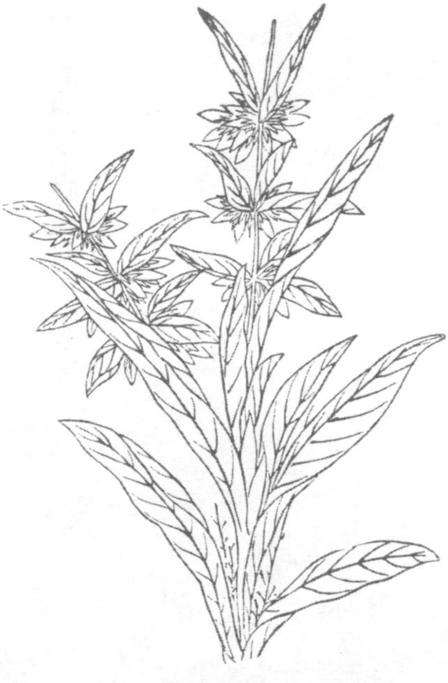

【含義】—

凡以驅除或殺滅人體寄生蟲爲主要作用的藥物。

【功效】—

毒殺、麻痺寄生蟲。

【適應証】—

主要用于治療腸道寄生蟲病。

【使用注意】—

a. 晩飯後三小時服第一道藥，次晨空腹服第二道藥，間隔一小時再服瀉下藥。

b. 毒性較強的驅蟲藥注意用量、用法。

c. 孕婦、年老體弱者愼用。

d. 發熱或腹痛劇烈者，暫不宜驅蟲。

使君子

甘，溫　歸脾、胃經　驅蟲消積

比較

生使君子【殺蟲力勝】：蛔蟲，蟯蟲。

炒使君子【長健脾消積，亦能殺蟲】：小兒疳蛔。

按：本品又稱君子、留求子。

苦楝皮

苦，寒，毒　歸肝、脾、胃經　殺蟲，療癬

按：本品又稱楝皮、川楝皮，久煎劑量以六至九克爲宜。

檳榔

苦、辛，溫　歸胃、大腸經　驅蟲消積，行氣利水

比較

生檳榔【力峻，以殺蟲，降氣，行水消腫，截瘧力勝】：絛蟲，姜片蟲，蛔蟲及水腫，腳氣，瘧疾。

炒檳榔【性緩，長消食導滯】：食積不消，痢疾裡急後重。

焦檳榔【藥性更緩，適體質較差者】：飲食停滯，腹中脹滿。

按：本品又稱大腹子、大白檳。大腹皮（檳榔果皮）有下氣寬中、利水消腫之效。

南瓜子

甘，平　歸胃、大腸經　殺蟲

鶴草牙

苦、澀，涼　歸肝、大小腸　殺蟲

按：研末服劑量以三十至四十五克爲宜，不作煎劑。

雷丸

苦，寒，小毒　歸胃、大腸經　殺蟲

按：本品又稱竹鈴、來丸、竹林子，沖服劑量以六至十五克爲宜，不作煎劑。

鶴風

苦、辛，平，小毒　歸脾、胃經　殺蟲消積

榧子

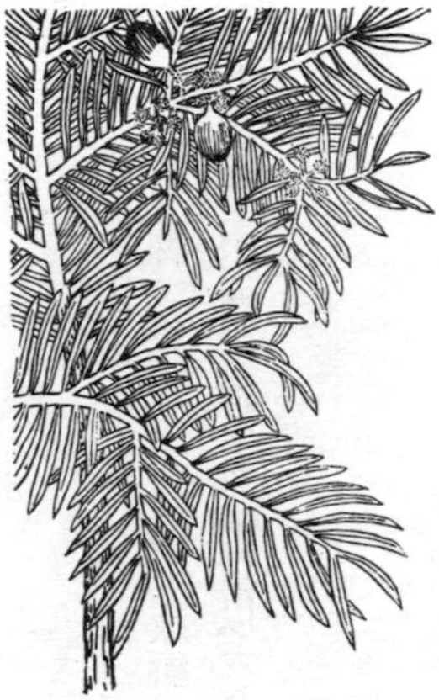

甘，平　歸胃、大腸、肺經　殺蟲消積，通便，潤肺

蕪荑

辛、苦，溫　歸脾、胃經　殺蟲消積

第十一章 止血藥

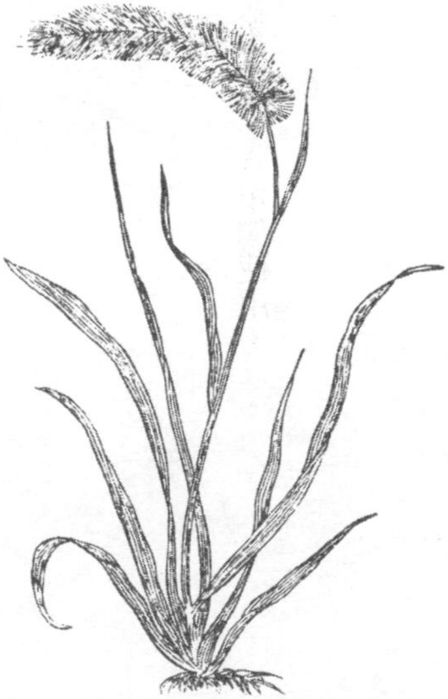

【含義】—凡以制止體內外出血爲主要作用的藥物，稱止血藥。

【功效】—均具有止血作用，因其藥性有寒、溫、散、斂之異，所以具體作用又有涼血止血、化瘀止血、收斂止血、溫經止血的區別。

【適應証】—主要適用于體內外出血病証，如咯血、咳血、衄血、吐血、便血、尿血、崩漏、紫癜以及外傷出血等。

【分類】—涼血止血藥、化瘀止血藥、收斂止血藥、溫經止血藥。

【使用注意】—涼血止血藥、收斂止血藥，易涼遏戀邪留瘀，出血兼有瘀血者不宜單獨使用。

第一節 涼血止血藥

大薊

苦、甘，涼　歸心、肝經　涼血止血，散瘀解毒消癰

比較

生大薊【涼血消腫】：熱淋，癰腫瘡毒，熱邪偏盛之出血。

大薊炭【涼性減弱，強收斂止血】：吐血，嘔血，咯血，咳血。

按：本品又稱野紅花、針草。

小薊

苦、甘，涼　歸心、肝經　涼血止血，散瘀解毒消癰

地榆

苦、酸，微寒　歸肝、胃、大腸經　涼血止血，解毒斂瘡

比較

生地榆【涼血解毒】：血痢經久不愈，燙傷，濕疹，皮膚潰爛。

地榆炭【收斂止血】：各種出血証（痔瘡出血，崩漏下血）。

按：本品又稱玉鼓、豬人參。

槐花

苦，微寒　歸肝、大腸經　涼血止血，清肝火

比較

生槐花【清熱瀉火】

槐花炭【止血】

按：本品又稱槐蕊、槐米、護房、樹花。

附藥：**槐角**味苦性微寒，有涼血止血、清肝火、潤腸之效，可治痔血、便血、便秘、目赤。

側柏葉

苦、澀，微寒　歸肺、肝、大腸經　涼血止血，化

痰止咳

比較

生側柏葉【清熱涼血，止咳祛痰】：血熱妄行之出血証，咳嗽痰多，濕熱帶下，脫髮。

側柏葉炭【寒性趨平和，長收斂止血】：熱邪不盛的各種出血証。

按：本品又稱柏葉、扁柏葉。

白茅根

甘，寒　歸肺、胃、膀胱經　涼血止血，清熱利尿

比較

生白茅根【涼血，清熱利尿】：血熱妄行之出血証，熱淋，小便不利，水腫，熱盛煩渴。

白茅根炭【強止血】：偏收斂止血，用於出血証較急者。

按：本品又稱茅根、茅根肉。

苧麻根

甘，寒　歸心、肝經　涼血止血，安胎，解毒

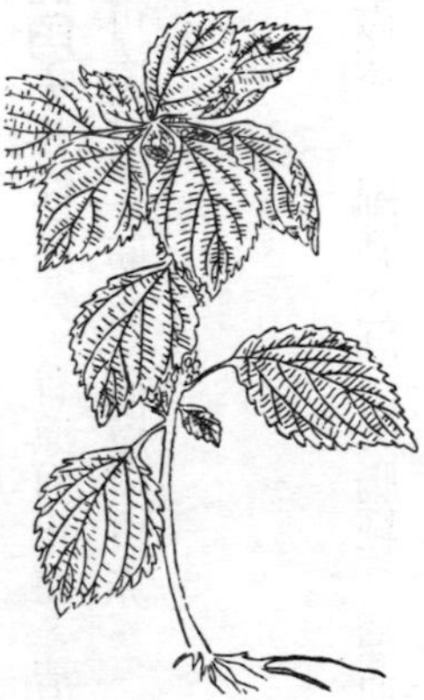

按：本品又稱苧麻頭、苧根、野麻根。

羊蹄

苦、澀，寒　歸心、肝、大腸經　涼血止血，解毒殺蟲，瀉下

第二節 化瘀止血藥

三七

甘、微苦，溫　歸肝、胃經　化瘀止血，活血定痛

比較

生三七【止血化瘀，消腫定痛】：各種出血証，跌打損傷，瘀滯腫痛。

熟三七【止血化瘀力弱，強滋補】：身體虛弱，氣血不足。

按：本品又稱田七、參三七、金不換，可研末服，劑量以一至一・五克為宜。

茜草

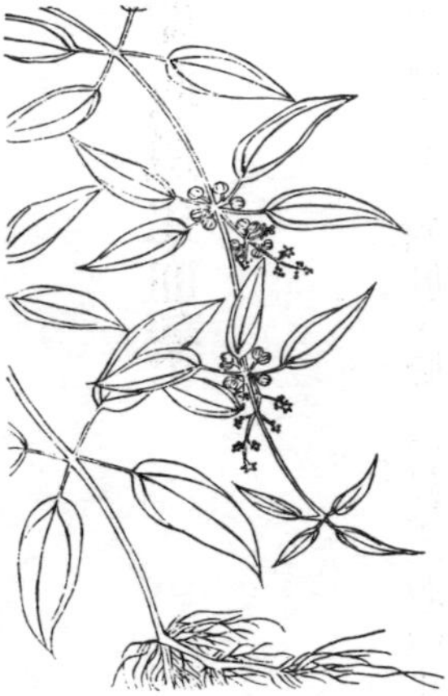

苦，寒　歸肝經　涼血化瘀止血，通經

比較

生茜草【活血化瘀，清熱涼血】：血熱所致的出血証，血滯經閉，跌打損傷，瘀滯作痛。

茜草炭【寒性減弱，強止血】：無瘀滯的各種出血証。

按：本品又稱茜草根、血見愁、紅茜根、活血草。

蒲黃

甘，平　歸心、肝經　化瘀止血，利尿

比較

生蒲黃【性滑，長行血化瘀，利尿通淋】：瘀血阻滯的心腹疼痛，痛經，產後瘀痛，跌打損傷，血淋澀痛。

蒲黃炭【性澀，強止血】：喀血，衄血，尿血，便血，崩漏，外傷出血。

按：本品又稱水蠟燭、卜黃。

花蕊石

酸、澀，平　歸肝經　化瘀止血

按：本品又稱花乳石、白雲石，可研末服，劑量以一至一・五克為宜。

降香

辛，溫　歸肝、脾經　化瘀止血，理氣止痛

按：本品又稱降眞香、降香檀、花梨木、紫檀，煎服劑量以三至六爲宜，可研末服，劑量以一至二克爲宜。

第三節 收斂止血藥

白及

苦、甘、澀，寒　歸肝、肺、胃經　收斂止血，消腫生肌

按：本品又稱白芨、甘根、百笠，可沖服，劑量以二至五克爲宜。

仙鶴草

苦、澀，平　歸肝、肺、脾經　收斂止血，補虛消積，止痢殺蟲

按：本品又稱龍牙草、子母草、脫力草。

紫珠

苦、澀，涼　歸肝、肺、胃經　收斂止血，清熱解毒

按：煎服劑量以十至十五克爲宜，研末服以一．五至三克爲宜。

棕櫚炭

苦、澀，平　歸肝、肺、大腸經　收斂止血

比較

棕櫚（棕皮）：生品不入藥。

棕櫚炭【止血】：吐血，衄血，尿血，便血，崩漏下血。

按：本品又稱陳棕炭，可沖服，劑量以一至一．五克爲宜。

血餘炭

苦、澀，平　歸肝、胃、膀胱經　收斂止血，化瘀利尿

比較

血餘：生品不入藥。

血餘炭【止血】：吐血，衄血，咯血，血淋，便血，外傷出血。

按：本品又稱血余、人髮灰，可沖服，劑量以一・五至三克爲宜。

藕節

甘、澀，平　歸心、肝、胃經　收斂止血

刺猬皮

苦，平　歸胃、腎、大腸經　收斂止血，固精縮尿，化瘀止痛

按：本品可沖服，劑量以一・五至三克爲宜。

檵木

苦、澀，平　歸肝、胃、大腸經　收斂止血，清熱解毒，止瀉

第四節 溫經止血藥

炮姜

苦、澀，溫　歸脾、肝經　溫經止血，溫中止痛

按：本品又稱黑姜，煎服劑量以三至六克爲宜。

艾葉

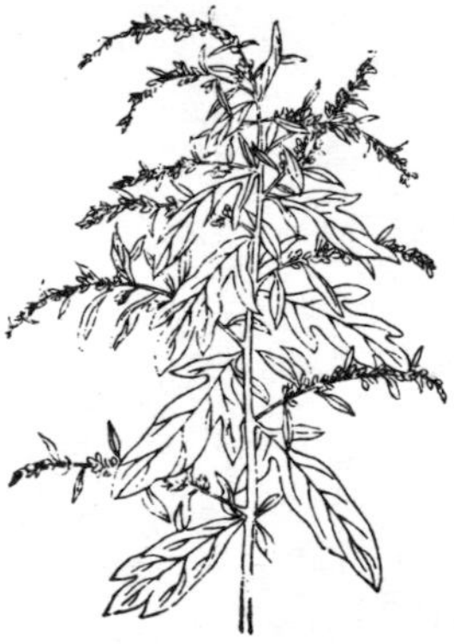

苦、辛，溫　歸脾、肝、腎經　溫經止血，散寒調經，安胎

比較

生艾葉【刺激胃，長祛寒燥濕，多外用】：癰疽

不合，瘡口冷滯，濕疹搔癢。

醋艾葉【緩和刺激胃，強祛寒止痛】：寒客胞宮，宮寒不孕，胎動不安，血海虛冷，血虛火旺，血崩。

艾葉炭【辛散大減，緩和刺激胃，強溫經止血】：崩漏下血，月經過多，妊娠下血，濕冷下痢膿血，腹痛。

按：本品又稱五月艾、蘄艾、艾蓬，煎服劑量以三至六克爲宜，治咳宜後下。

灶心土

辛，溫　歸脾，胃經　溫中止血，止嘔止瀉

按：煎服劑量以十五至三十克爲宜。

第十二章

活血化瘀藥

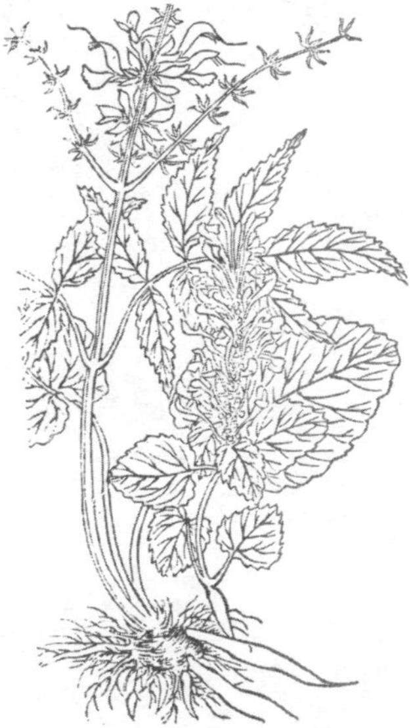

【含義】—

凡以通暢血行，消散瘀血爲主要作用的藥物，又稱活血袪瘀藥。簡稱活血藥，或化瘀藥。其中活血作用強的又稱破血藥。

【功效】—

有活血化瘀的作用，並透過活血化瘀作用，而產生止痛、調經、破血消癥、療傷消腫、活血消癰等作用。

【適應証】—

瘀血阻滯病証：

a.內科：瘀血阻滯的頭、胸、腹疼痛，半身不遂、痺痛。
b.婦科：月經不調、痛經、經閉、產后瘀阻腹痛、惡露不盡。
c.傷科：跌打損傷、瘀滯疼痛。
d.外科：癰腫瘡瘍、腫痛等。

【分類】—

活血止痛藥、活血調經藥、活血療傷藥、破血消癥藥。

【使用注意】—

本類藥物易耗血動血，對婦女月經過多及其它出血証無瘀血現象者忌用；孕婦愼用或忌用。

第一節 活血止痛藥

川芎

辛，溫　歸肝、膽、心包經　活血行氣，祛風止痛

比較

生川芎【行氣，祛風止痛】：血瘀氣滯的月經不調，經閉，痛經，產後瘀滯腹痛，跌打損傷，瘡癰腫痛，頭風頭痛，風濕痺痛。

酒川芎【引藥上行，增強活血、行氣止痛】：瘀血頭痛，偏頭痛，脇肋疼痛。

按：本品又稱撫芎、芎窮、大芎、武芎。

延胡索

辛、苦，溫　歸肝、脾、心經　活血行氣，止痛

比較

生延胡索【有效成份不易溶出，效果差】：冠心病。

醋延胡索【增強行氣止痛】：身體各部位的多種疼痛。

按：本品又稱延胡、玄胡、元胡，可沖服，劑量以一．五至三克爲宜。

姜黃

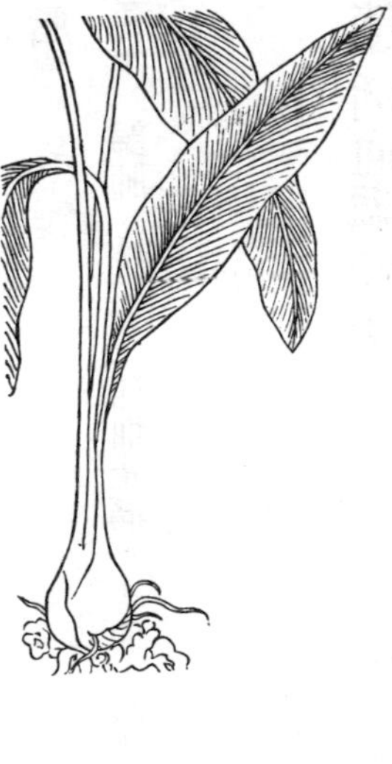

辛、苦，溫　歸肝、脾經　活血行氣，通經止痛

按：本品又稱黃姜、片姜黃、炮黃。

鬱金

辛、苦，寒　歸肝、膽、心經　活血行氣止痛，解鬱清心，涼血，利膽退黃

按：本品又稱玉金、川金、乙金，煎服劑量以五至十

二克為宜，研末服以二至五克為宜，分為廣鬱金和川鬱金，廣鬱金有行氣解鬱之效；川鬱金有活血化瘀之效。

乳香

辛、苦，溫　歸肝、脾、心經　活血行氣，止痛，消腫生肌

比較

生乳香【對胃刺激，易致嘔吐，多外用】：瘡癰腫痛，潰破久不收口，跌打損傷。

醋乳香【緩和刺激性，易服，強活血止痛，收斂生肌】：心腹諸痛，血滯經閉，產後腹痛，癥瘕腹痛。

按：本品又稱滴乳香、名香、明王珍、滴乳。

沒藥

辛、苦，平　歸肝、脾、心經　活血止痛，消腫生肌

按：本品又稱末藥，入藥需炒。

五靈脂

苦、甘、鹹，溫　歸肝經　活血止痛，化瘀止血

按：本品又稱靈脂、靈脂米、溏靈脂。

夏天無

辛、苦，溫　歸肝經　活血止痛，舒筋通絡，祛風除濕

楓香脂

辛、苦，平　歸肺、脾經　活血止痛，止血，解毒，生肌

第二節　活血調經藥

丹參

苦，微寒　歸心、肝經　活血調經，涼血消癰，安神

比較

生丹參【祛瘀止痛】：血熱瘀滯所致疔瘡癰，產後瘀滯疼痛，經閉腹疼，心腹痛。

酒丹參【活血祛瘀調經】：月經不調，血滯經閉，惡露不下，心胸疼痛，癥瘕積聚。

按：本品又稱紫丹參、赤參、紅根、大紅袍。

紅花

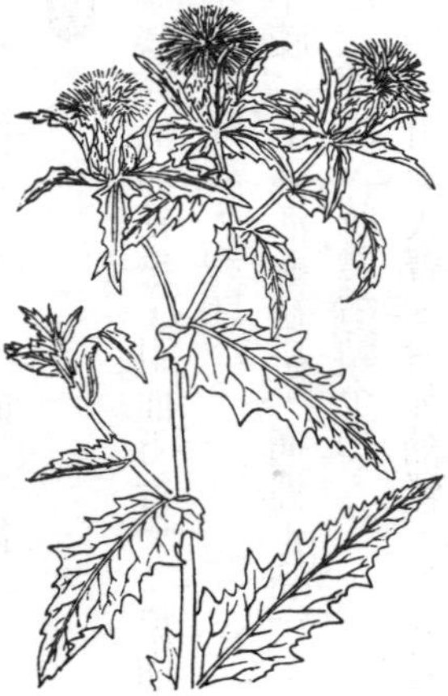

辛，溫　歸心、肝經　活血通經，祛瘀止痛

按：本品又稱川紅花、草紅花、生花、燕脂，煎服劑量以三至九克爲宜，多用破血，少用養血。

番紅花

甘，微寒　歸心、肝經　活血化瘀，通經，涼血解毒

按：本品又稱藏紅花，煎服劑量以一至一．五克爲宜。

桃仁

苦、甘，平，小毒　歸心、肝、大腸經　活血祛瘀，潤腸通便

按：本品又稱扁桃仁、桃核仁、光桃仁。

益母草

苦、辛，微寒　歸心、肝、膀胱經　活血調經，利水消腫

按：本品又稱紅花母草、坤草、茺蔚。

澤蘭

苦、辛，微溫　歸肝、脾經　活血祛瘀，調經，利水消腫

按：本品又稱地瓜兒苗、地筝。

牛膝

苦、甘、酸，平　歸肝、腎經　活血通經，補肝腎，強筋骨，利水通淋，引火（血）下行

比較

生牛膝【活血祛瘀，引血下行】：瘀血阻滯，月經不調，痛經，經閉。

酒牛膝【增強活血祛瘀，通經止痛】：血滯經閉，風濕痺痛，肢體活動不利。

鹽牛膝【引藥入腎，增強補腎，強筋骨】：腎虛腎痛，濕熱下注，腰膝關節疼痛。

按：牛膝分爲懷牛膝和川牛膝，懷牛膝有補肝腎、強筋骨之效；川牛膝有活血祛瘀之效。

雞血藤

苦、甘，溫　歸肝經　行血補血，調經，舒筋活絡

按：本品又稱血風藤、血藤、紅血藤、九層風、密花豆藤。

王不留行

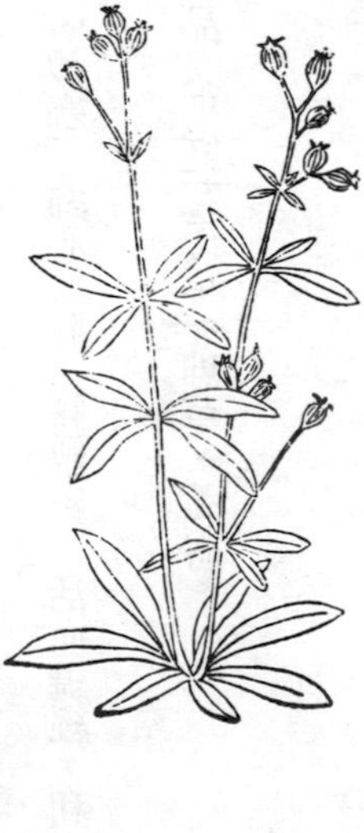

苦，平　歸肝，胃經　活血通經，下乳消癰，利尿通淋

按：本品又稱王不留、留行子。

凌霄花

辛，微寒　歸肝、心包經　破瘀通經，涼血祛風

月季花

苦、甘、淡，平　歸肝經　活血調經，解鬱，消腫

按：煎服劑量以二至五克爲宜，不可久煎，亦可泡服

或研末。

第三節 活血療傷藥

䗪蟲

咸，寒，小毒　歸肝經　破血逐瘀，續筋接骨

按：本品又稱土別、地鱉、土鱉、土元，煎服劑量以三至十克爲宜，研末以一至一．五克爲宜。

自然銅

辛，平　歸肝經　散瘀止痛，接骨療傷

比較

生自然銅【生品質堅，多煅用】

煅自然銅【煅後醋淬增強散瘀止痛】：跌撲腫痛，筋骨折傷。

按：可研末，劑量以〇．三克爲宜，不宜多服。

蘇木

甘、鹹、辛，平　歸肝、心經　活血療傷，祛瘀通經

按：本品又稱棕木、赤木。

骨碎補

苦，溫　歸肝、腎經　活血續傷，補腎強骨

比較

生骨碎補【生品多毛，砂炒去毛後使用】

砂炒骨碎補【使質鬆脆，利于去毛和煎出有效成分】：腎虛腰痛，腳弱，耳鳴耳聾，牙痛，久瀉，跌打損傷，骨折疼痛。

馬錢子

苦，寒，大毒　歸肝、脾經　散結消腫，通絡止痛

比較

生馬錢子【質堅，有毛，有毒，多外用】：癰腫初起，瘰癧結核，瘀血腫痛。

砂炒馬錢子【降毒，多內服】：跌打損傷，瘀血腫痛，風濕痺痛。

按：本品又稱番木鱉、馬前、大方八，製成丸、散劑量以〇・三至〇・六克為宜。

血竭

甘、鹹，平　歸肝、心經　活血療傷，止血生肌

按：製成丸、散劑量以一至一・五克為宜。

兒茶

苦、澀，涼　歸心、肺經　活血療傷，止血生肌斂瘡

按：煎服劑量以一至三克為宜。

劉寄奴

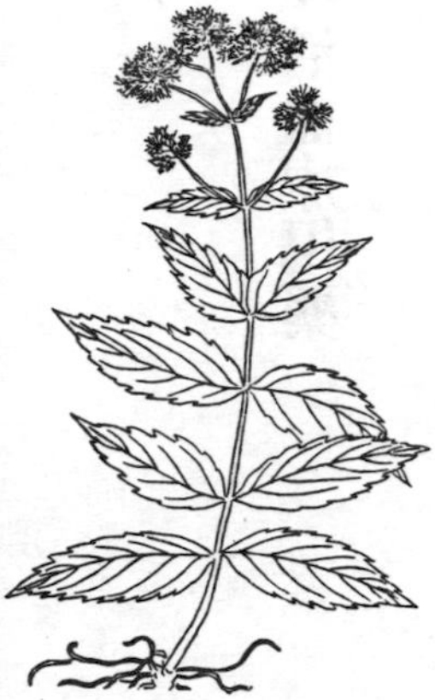

苦，溫　歸肝、心、脾經　破血療傷，通經，止痛止血

第四節 活血消癥藥

莪朮

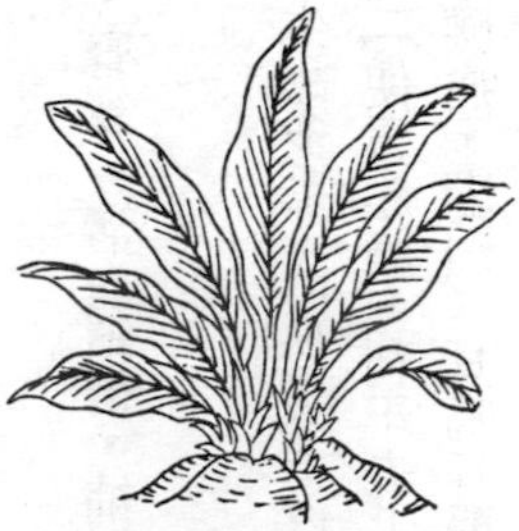

辛、苦，溫　歸肝、脾經　破血行氣，消積止痛

比較

生莪朮【行氣止痛，破血祛瘀】：飲食積滯，胸腹脹痛，瘀滯氣閉，小腹脹痛。

醋莪朮【引藥入肝，增強散瘀止痛】：脇下癥

塊，心腹疼痛，瘧母，食症，搔癢。

按：本品又稱黑心姜、蓬莪茂。

三棱

辛、苦，平　歸肝、脾經　破血行氣，消積止痛

醋三棱【加強祛瘀止痛】

水蛭

苦、咸，平，小毒　歸肝經　破血逐瘀消癥

比較

生水蛭【有毒，多入煎劑】：瘀滯癥瘕，經閉，跌打損傷，瘀滯疼痛。

炒水蛭【降毒，多入丸散】：跌打損傷，內損瘀血，心腹疼痛，大便不通。

按：本品又稱螞蟥干、內貼子，煎服劑量以一．五至三克爲宜，研末以〇．三至〇．五克爲宜。

虻蟲

苦，微寒，小毒　歸肝經　破血逐瘀消癥

按：本品又稱牛虻、牛蚊子、牛蒼蠅，煎服劑量以一至一．五克爲宜，研末以〇．三克爲宜。

穿山甲

鹹，微寒　歸肝、胃經　破血消癥，通經下乳，消腫排膿

按：可研末，劑量以一至一．五爲宜。

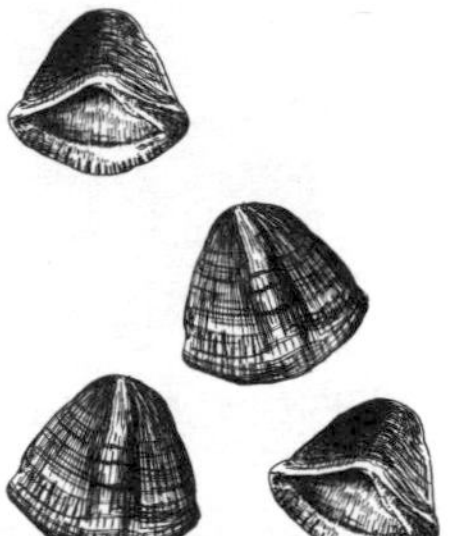

穿山甲藥材

Juby / 手繪

斑蝥

辛，溫，大毒　歸肝、腎、胃經　破血逐瘀消癥，攻毒散結

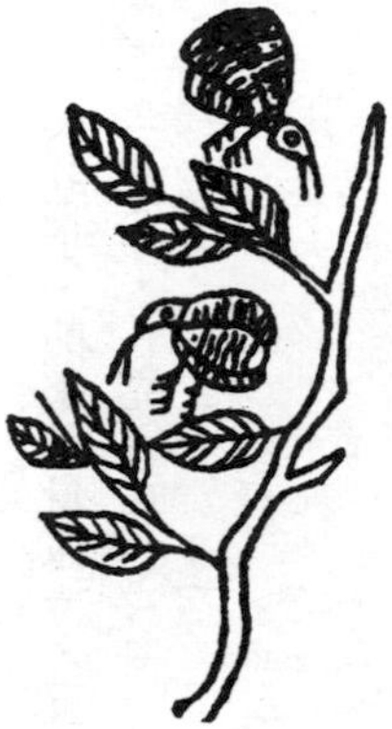

比較

生斑蝥【大毒，多外用】：瘰癧瘻瘡，癰疽腫毒，頑癬搔癢。

米炒斑蝥【降毒矯味，供內服】：經閉，癥瘕，狂犬咬傷，瘰癧癌症。

按：製成丸、散劑量以〇．〇三至〇．〇六克爲宜，損心、肝、脾、肺、腎。

第十三章 化痰止咳平喘藥

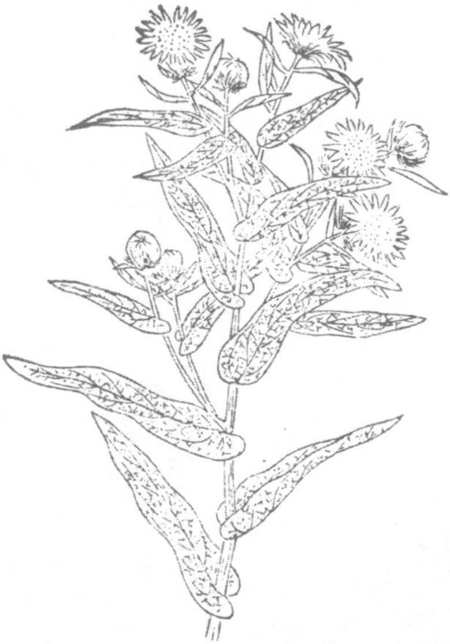

【含義】—

a.凡能祛痰或消痰，治療痰証爲主要作用的藥物，稱化痰藥。

b.以制止或減輕咳嗽和喘息爲主要作用的藥物，稱止咳平喘藥。

【功效】—

化痰、止咳、平喘。

【適應証】—

主要用于

a.痰証。

b.外感、內傷所致各種咳嗽和喘息。

【分類】—

溫化寒痰藥、清化熱痰藥、止咳平喘藥。

【使用注意】—

a.凡痰中帶血等出血頃向，宜愼用。

b.麻疹初起表邪之咳嗽，不宜單用止咳藥。

第一節　溫化寒痰藥

半夏

辛，溫，毒　歸肺、脾、胃經　燥濕化痰，降逆止嘔，消痞散結，外用消腫止痛

比較

- 生半夏【有毒，多外用，長化瘀散結】：蟲蛇螫，癰腫痰核。
- 清半夏【降毒，增強燥濕化痰】：痰多咳喘，痰飲眩悸。
- 姜半夏【降毒，增強降逆止嘔】：嘔吐反胃，胸脘痞悶，梅核氣。
- 法半夏【降毒，增強燥濕化痰】：痰多咳喘，痰飲眩悸，風痰眩暈，痰厥頭痛。

天南星

辛、苦，溫，毒　歸肺、肝、脾經　燥濕化痰，祛風解痙，外用消腫止痛

比較

- 生南星【有毒，長祛風止痙】：破傷風，癲癇，中風；外用治癰腫瘡癤，蛇蟲咬傷
- 製南星【降毒，增強燥濕化痰】：頑痰咳嗽。
- 膽南星【降毒、緩性、長清化熱痰、熄風止痙】：熱痰咳喘、急驚風、癲癇。

禹白附

辛、甘，溫，毒　歸肝、胃經　祛風痰，燥濕痰，止痙止痛，解毒散結

比較

- 生白附【有毒，多外用，長祛風痰，定驚搐，解毒止痛】：口眼喎斜，破傷風；外用瘰癧痰核，毒蛇咬傷。
- 製白附【降毒，增強祛風痰】：偏頭痛，痰濕頭痛。

按：本品又稱白附子、奶白附，煎服劑量以三至五克爲宜，研末以〇．五至一克爲宜。

白芥子

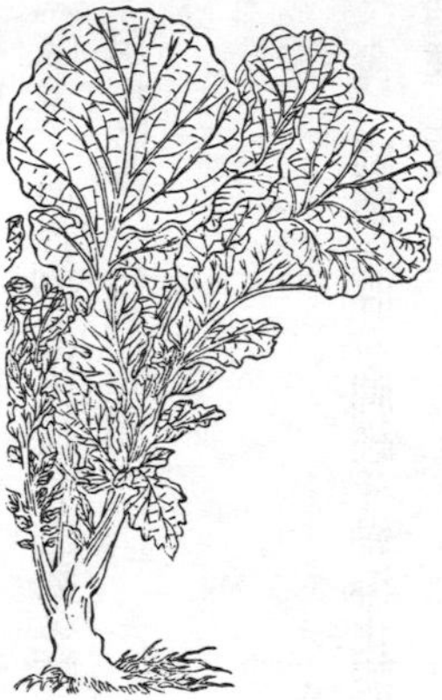

辛，溫　歸肺、胃經　溫肺化痰，利氣散結

按：煎服劑量以三至六克爲宜。

皂莢

辛、鹹，溫，小毒　肺、大腸　祛頑痰，通竅開閉，祛風殺蟲

按：本品又稱皂角、豬牙皂，煎服劑量以一．五至五克爲宜，研末以一至一．五克爲宜。

附藥：**皂角刺**（又稱角刺、天丁、角針、皂角針），味辛性溫，有消腫排膿、祛風殺蟲之效，可治癰疽瘡瘍初起，或膿成不潰、皮癬、痲風。

旋覆花

辛、苦、鹹，微溫　歸肺、胃經　降氣化痰，降逆止嘔

比較

- 生旋覆花【降氣化痰止嘔】：痰飲內停的胸膈滿悶，胃氣上逆的嘔吐。
- 蜜旋覆花【性緩，偏潤，長潤肺止咳，降氣平喘】：咳嗽痰喘兼嘔惡。

按：本品又稱旋複花、金佛草、福花、伏花。諸花皆升，唯旋覆獨降。

附藥：**金沸草**，味辛、苦、鹹，性溫，有降氣化痰、降逆止嘔之效，可治外感咳嗽痰多。

白前

辛、苦，微溫　歸肺經　降氣化痰

比較

- 生白前【解表理肺，降氣化痰】：咳嗽兼表証，痰濕咳嗽。
- 蜜白前【緩和對胃刺激，增強化痰止咳】：肺虛

咳嗽，肺燥咳嗽。

貓爪草

辛、甘，溫　歸肝、肺經　化痰散結，解毒消腫

第二節 清化熱痰藥

前胡

辛、苦，微寒　歸肺經　降氣化痰，宣散風熱

按：本品又稱岩檸、香草根。

桔梗

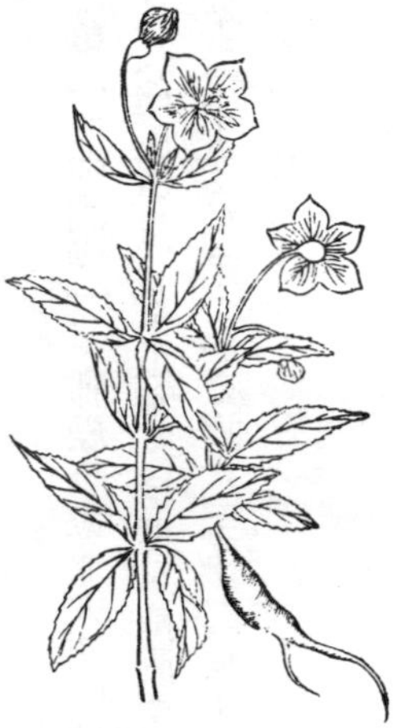

辛、苦，平　歸肺經　宣肺化痰，利咽排膿

按：本品又稱苦桔梗、白桔梗、盧茹、紫花丁。

川貝母

甘、苦，微寒　歸肺、心經　清熱化痰，潤肺止咳，散結消腫

按：可研末，劑量以一至二克爲宜。

浙貝母

苦，寒　歸肺、心經　清熱化痰，開鬱散結

按：本品又稱象貝母。

瓜蔞

甘、苦，寒　歸肺、胃、大腸經　清熱化痰，寬胸散結，潤腸通便

比較

生瓜蔞【清熱化痰，潤腸通便】：肺熱咳嗽，胸痺心痛，結胸痞滿，乳、肺、腸癰腫痛，大便秘

結。

蜜瓜蔞【增強潤燥】：肺燥咳嗽兼大便乾結。

按：本品又稱瓜蔞實、全瓜蔞、栝樓，煎服全瓜蔞劑量以十至二十克爲宜；瓜蔞皮六至十二克；瓜蔞仁（打碎）十至十五克。

竹茹

甘，微寒　歸肺、胃經　清熱化痰，除煩止嘔

比較

生竹茹【清化痰熱】

姜竹茹【止嘔】

按：本品又稱淡竹茹。

竹瀝

甘，寒　歸肺、心、肝經　清熱豁痰，定驚利竅

按：沖服劑量以三十至五十克爲宜，加幾滴生姜汁。

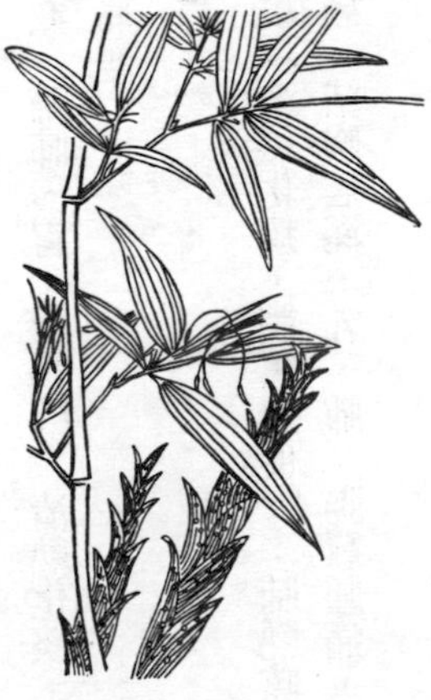

天竹黃

甘，寒　歸心、肝經　清熱化痰，清心定驚

按：煎服劑量以三至六克爲宜，研末以〇．六至一克爲宜。

海藻

鹹，寒　歸肝、腎經　清痰軟堅，利水消腫

按：本品又稱海草、鐵線草、海帶花、破網。

昆布

鹹，寒　歸肝、腎經　清痰軟堅，利水消腫

按：本品又稱海白菜、海帶、海布。

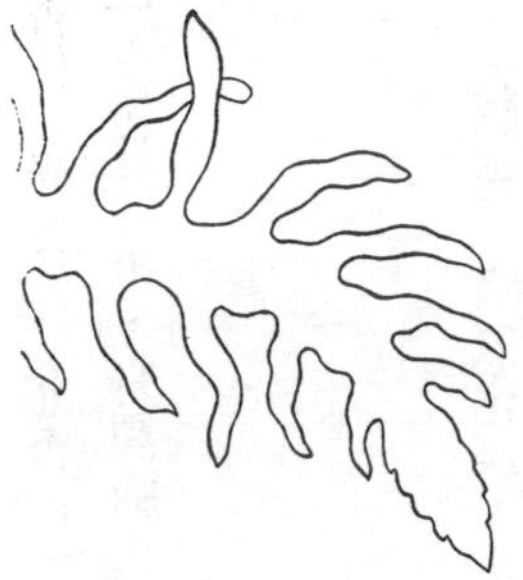

黃藥子

苦，平，毒　歸肺、肝經　消痰軟堅散結，清熱解毒

按：本品又稱黃藥、大苦、黃藥根，煎服劑量以五至十五克爲宜，研末一至二克爲宜，損肝。

海蛤殼

鹹，寒　歸肺、胃經　清熱化痰，軟堅散結

按：本品又稱海蛤、蛤殼、蛤蜊，可沖服或先煎。

海浮石

鹹，寒　歸肺經　清熱化痰，軟堅散結

比較

- 生海浮子【清肺化痰】：痰熱咳嗽，肺熱咯血。
- 煅海浮子【軟堅散結】：瘰癧結核，癥瘕痞塊。

按：本品又稱浮海石、海石、浮石、玉脂芝、水泡石。

瓦楞子

鹹，平　歸肺、胃、肝經　消痰軟堅，化瘀散結

比較

- 生瓦楞子【消痰散結】
- 煅瓦楞子【製酸止痛】：肝胃不和，胃痛吐酸。

按：先煎劑量以十至十五克爲宜，研末以一至三克爲宜。

礞石

鹹，平　歸肺、肝經　墜痰下氣，平肝鎮驚

按：煎煮劑量以六至十克爲宜，製成丸、散以一點・

五至三克爲宜，非實證不宜使用。

胖大海

甘，寒　歸肺、大腸經　清肺化痰，利咽開音，潤腸通便

按：本品又稱大海子、大發、安南子、通大海，泡服以二至四枚爲宜。

第三節 止咳平喘藥

苦杏仁

苦，溫，小毒　歸肺、大腸經　止咳平喘，潤腸通便

按：本品又稱杏仁、光杏仁、北杏仁。

附藥：**甜杏仁**，味甘性平，有潤肺止咳之效，可治虛勞咳嗽。

蘇子

辛，溫　歸肺、大腸經　降氣化痰，止咳平喘，潤腸通便

比較

- 生蘇子【潤燥滑腸，降泄肺氣助大腸傳導】：腸燥便秘，氣喘兼便秘。
- 炒蘇子【性緩，溫肺】：多種原因引起的氣喘咳嗽。
- 蜜蘇子【緩性，長降氣平喘，潤肺化痰】：肺虛喘咳，腎不納氣的咳喘，痰中帶血，骨蒸潮熱，倦怠乏力。
- 蘇子霜【去油脂，免滑腸性】：脾虛便溏的咳喘。

按：本品又稱紫蘇子。

百部

甘、苦，溫　歸肺經　潤肺止咳，殺蟲

比較

- 生百部【小毒，刺激胃，止咳化痰，滅虱殺蟲】：外感咳嗽，疥癬，頭、體虱，蟯蟲，陰道滴蟲。

蜜百部【降低對胃的刺激，增強潤肺止咳】：肺癆咳嗽，百日咳。

按：本品又稱百步、野天門冬、山百根。

紫菀

甘、苦、辛，溫　歸肺經　潤肺化痰止咳

比較

生紫菀【散寒，降氣化痰，瀉肺氣壅滯】：風寒咳嗽，痰飲咳喘，小便不通。

蜜紫菀【潤肺止咳】：肺虛久咳，肺燥乾咳，肺虛咳血。

款冬花

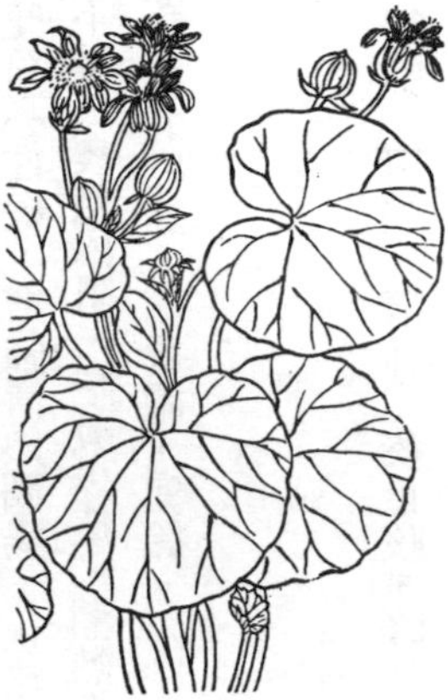

苦、辛，溫　歸肺經　潤腸止咳化痰

比較

生款冬花【散寒止咳】：風寒咳喘，痰飲咳嗽。

蜜款冬花【潤肺止咳】：肺虛久咳，陰虛燥咳。

按：本品又稱冬花、款冬、頂冬花。

馬兜鈴

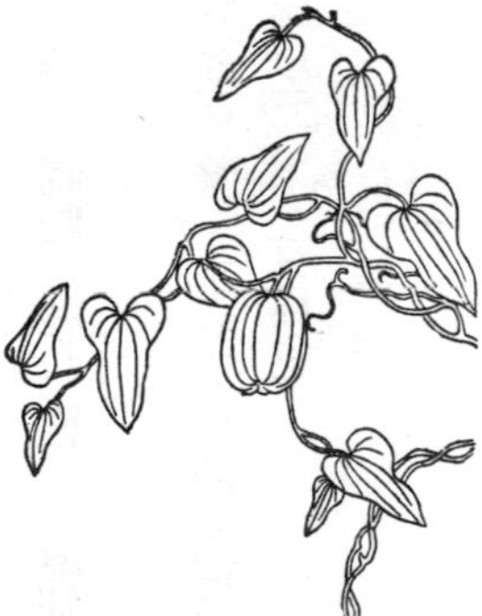

苦、辛，寒　歸肺、大腸經　清肺化痰，止咳平喘

比較

生馬兜鈴【清肺降氣，止咳平喘，清腸消痔】：肺熱咳嗽、喘逆，痔瘡腫痛，肝膽上亢之頭昏頭痛。

蜜馬兜鈴【性緩，增強清熱潤腸，止咳袪痰】：肺陰不足，痰熱內阻，咳嗽少痰，潮熱盜汗。

按：本品又稱北兜鈴、葫蘆罐、兜鈴。

枇杷葉

苦，寒　歸肺、胃經　清肺化痰止咳，降逆止嘔

比較

生枇杷葉【止嘔】

蜜枇杷葉【止咳】

桑白皮

甘，寒　歸肺經　瀉肺平喘，利水消腫

比較

生桑白皮【瀉肺行水】：水腫尿少，肺熱痰多的咳喘。

蜜桑白皮【潤肺止咳】：肺虛咳喘。

葶藶子

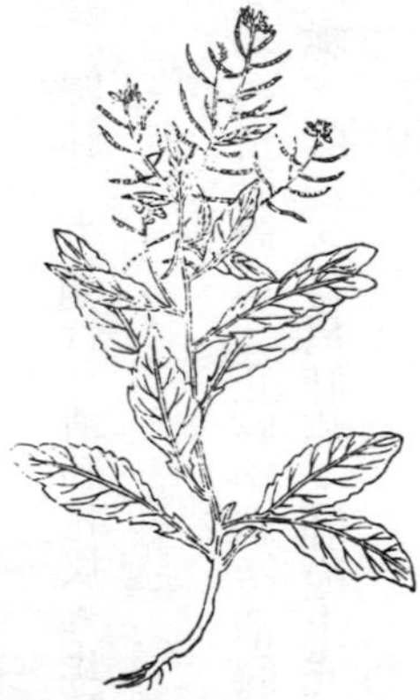

苦、辛，大寒　歸肺、膀胱經　瀉肺平喘，利水消腫

按：本品又稱葶藶、丁藶，包煎劑量以五至十克爲宜，研末服以三至六克爲宜。

白果

甘、苦、澀，平，毒　歸肺經　斂肺定喘，止帶縮尿

比較

生白果【小毒，降濁痰，消毒殺蟲】：疥癬，酒齇，陰虱。

炒白果【降毒，增強斂澀】：肺虛咳喘，肺熱咳喘，白濁，帶下，腎虛尿頻，小兒腹瀉。

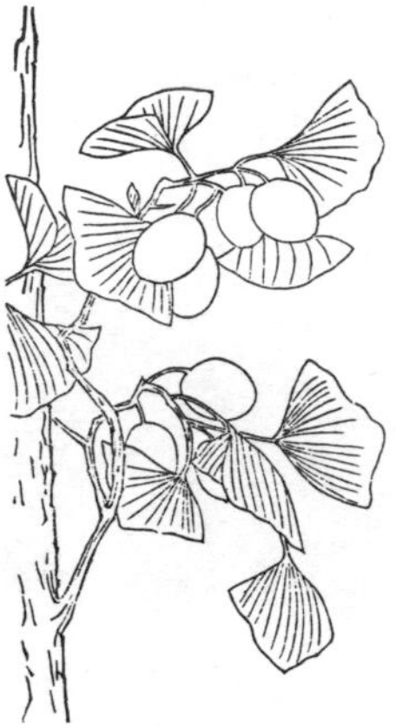

按：本品又稱銀杏。搗碎煎服劑量以五至十克為宜。

附藥：**銀杏葉**味苦、澀，性平，有斂肺平喘、活血止痛之效，可治肺虛咳喘、高血脂、高血壓、冠心病、心絞痛、腦血管痙攣。

矮地茶

苦、辛，平　歸肺、肝經　止咳平喘，清利濕熱，活血化瘀

洋金花

辛，溫，毒　歸肺、肝經　平喘止咳，鎮痛止痙

按：本品又稱白曼陀羅花，散劑以零點三至〇・六克為宜。

華山參

甘、苦，溫，毒　歸肺經　溫肺祛痰，止咳平喘

羅漢果

甘，涼　歸肺、大腸經　清肺利咽，化痰止咳，潤腸通便

滿山紅

苦，寒　歸肺經　止咳祛痰平喘

胡頹子葉

酸，溫　歸肺經　平喘止咳，止血，解毒

第十四章 安神藥

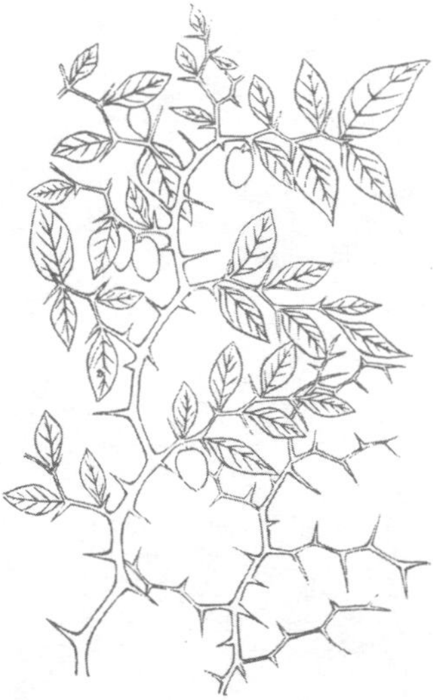

【含義】—

凡以安定神志為主要作用，用治心神不安病証的藥物。

【功效】—

重鎮安神、養心安神。

【適應証】—

主要用于心神不寧、驚悸、失眠、健忘、多夢及驚風、癲癇、癲狂等証。

【使用注意】—

a. 礦物類：入湯劑宜打碎、先煎；入丸散劑礙胃，不宜長期使用，須斟酌配伍健脾胃之品。

b. 部分有毒之品須慎用。

第一節 重鎮安神藥

朱砂

甘，寒，毒　歸心經　鎮心安神，清熱解毒

比較

生朱砂【有毒】：不作藥用。

朱砂粉【降毒】：心神不寧，心悸失眠，驚風癲癇，瘡瘍腫毒。

按：本品又稱丹砂、辰砂，忌火，不宜久服，損肝腎，製成丸、散劑量以〇．一至〇．五克爲宜。

磁石

鹹，寒　歸心、肝、腎經　鎮驚安神，平肝潛陽，聰耳明目，納氣定喘

比較

生磁石【平肝潛陽，鎮驚安神】：心悸失眠，神暈目眩，視物昏花，癲癇。

煅磁石【聽耳明目，補腎納氣】：耳鳴、耳聾，視物昏花，白內障，腎虛氣喘，遺精。

按：本品又稱吸鐵石，打碎先煎，劑量以十五至三十克爲宜，製成丸、散以一至三克爲宜。

龍骨

甘、澀，平　歸心、肝、腎經　鎮驚安神，平肝潛陽，收斂固澀

比較

生龍骨【鎮驚潛陽】：怔忡多夢，心悸失眠，驚癇癲狂，頭暈目眩。

煅龍骨【收斂固澀，生肌】：盜汗、自汗、遺精，帶下，崩漏，久瀉久痢，瘡口不斂。

按：先煎劑量以十五至三十克爲宜。

附藥：**龍齒**，味甘、澀，性涼，歸心、肝經，有鎮驚安神之效。

琥珀

甘，平　歸心、肝、膀胱經　鎮驚安神，活血散瘀，利尿通淋

按：研末沖服劑量以一．五至三克爲宜。

第二節 養心安神藥

酸棗仁

甘、酸，平　歸心、肝、膽經　養心益肝，安神，斂汗

比較

生棗仁【清劑，養心安神，益肝腎】：心陰不足和肝腎虧損的驚悸，健忘，眩暈，耳鳴及膽熱不眠。

炒棗仁【溫劑，養心斂汗】：心血不足或心氣不足的驚悸，健忘，盜汗，自汗及膽虛不眠。

按：本品又稱棗仁、酸棗實，煎服劑量以十至二十克爲宜，研末服以一．五至三克爲宜。

柏子仁

甘，平　歸心、腎、大腸經　養心安神，潤腸通便

比較

生柏子仁【潤腸通便，養心安神，致嘔】：腸燥便秘。

炒柏子仁【緩性，消除嘔吐副作用】：虛煩失眠，心悸怔忡，陰虛盜汗。

柏子霜【消除嘔吐、滑腸副作用】：心神不安，虛煩失眠又大便溏瀉的脾虛。

按：本品又稱柏仁、柏實、側柏仁。

遠志

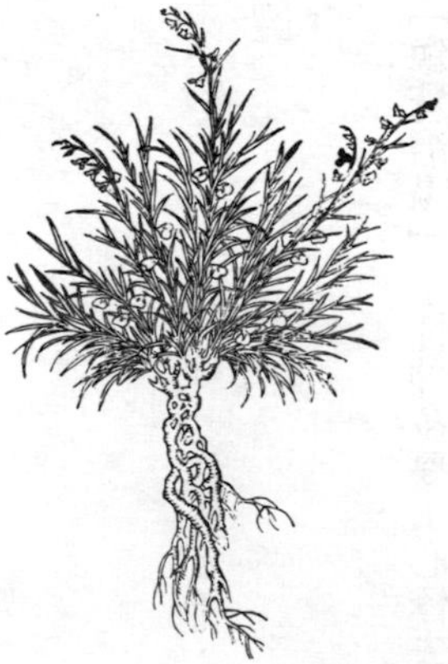

苦、辛，微溫　歸心、腎、肺經　寧心安神，祛痰開竅，消散癰腫

比較

生遠志【消腫止痛，多外用】：癰疽腫毒，乳房腫痛等一切癰疽。

炙遠志【緩性，長安神益智】：心腎不交之心神不安，驚悸，失眠，健忘。

蜜遠志【化痰止咳】：咳嗽痰多難咯出。

合歡皮

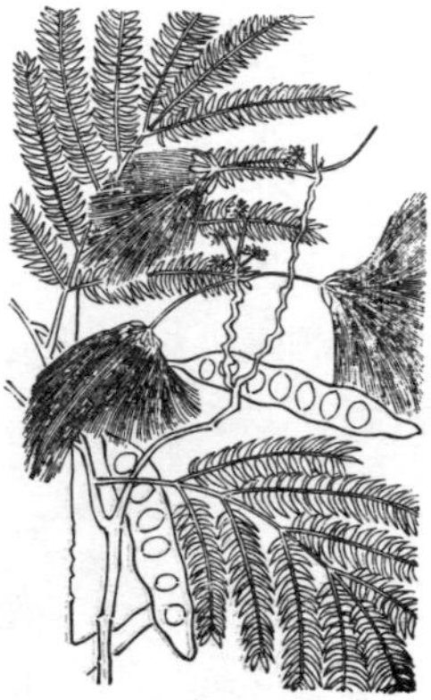

甘，平　歸心、肝經　安神解鬱，活血消腫

按：本品又稱夜合皮、合昏皮、有情樹皮，煎服劑量以十至三十克爲宜。

附藥：**合歡花**味甘性平，歸心、肝經，有安神解鬱之效，可治虛煩不眠、抑鬱不歡、健忘多夢。

夜交藤

甘，平　歸心、肝經　養心安神，祛風通絡

按：煎服劑量以十五至三十克爲宜。

靈芝

甘，平　歸心、肺、肝、腎經　補氣安神，止咳平喘

纈草

辛、甘，溫　歸心、肝經　安神，理氣，活血止痛

首烏藤

甘，平　歸心、肝經　養血安神，祛風通絡

第十五章

平肝熄風藥

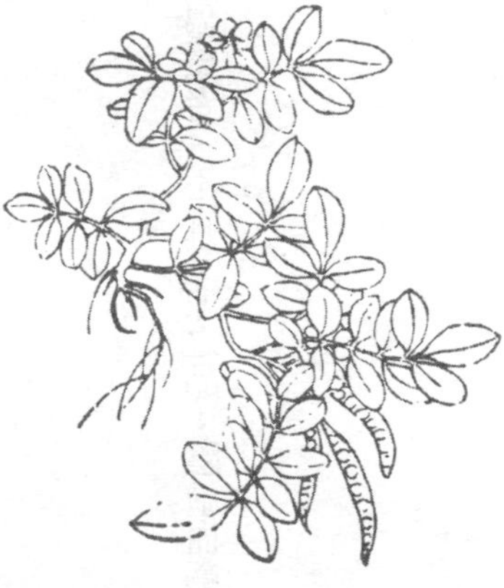

【含義】—凡以平肝潛陽，熄風止痙爲主要作用，主治肝陽上亢或肝風內動病証的藥物。

【功效】—具有平肝潛陽、熄風止痙及鎮靜安神等作用。

【適應証】—肝陽上亢或肝風內動所導致的病証。

【分類】—平抑肝陽藥、熄風止痙藥。

【使用注意】—本類藥物有性偏寒涼或性偏溫燥之不同，故應區別使用。若脾虛慢驚者，不宜寒涼之品；陰虛血虧者，當忌溫燥之品。

第一節平抑肝陽藥

石決明

鹹，寒　歸肝經　平肝潛陽，清肝明目

比較

生石決明【平肝潛陽】：頭痛眩暈，驚癇抽搐。

煅石決明【寒性降低，固澀收斂、明目】：目赤，翳障，視物昏花，青盲雀目，痔瘡漏管。

按：本品又稱石決、鮑魚片、關決明、鮑魚殼，打碎先煎，劑量以十五至三十克爲宜。

珍珠母

鹹，寒　歸肝、心經　平肝潛陽，清肝明目，鎮心安神

比較

生珍珠母【平肝潛陽，定驚安神】：頭痛眩暈，煩燥失眠，肝熱目赤，肝虛目昏，驚悸失眠，心神不寧。

煅珍珠母【收濕斂陰】：

內服：胃、十二指腸潰瘍。

外用：濕瘡搔癢，潰瘍不斂，燙傷，白內障，角膜炎，結膜炎。

按：本品又稱珍珠貝殼。

牡蠣

鹹、澀，微寒　歸肝、腎經　平肝潛陽，軟堅散結，收斂固澀

比較

生牡蠣【重鎮安神，潛陽補陰，軟堅散結】：驚悸失眠，眩暈耳鳴，四肢抽搐，瘰癧痰核，癥瘕痞塊。

煅牡蠣【收斂固澀】：自汗盜汗，遺精崩帶，胃痛吐酸。

紫貝齒

鹹，平　歸肝經　平肝潛陽，鎮驚安神，清肝明目

代赭石

苦，寒　歸肝、心經　平肝潛陽，重鎮降逆，涼血止血

比較

生代赭石【平肝潛陽，降逆止嘔，涼血止血】：眩暈耳鳴，嘔吐，噫氣，呃逆，喘息。

煅代赭石【降低苦寒，收斂止血】：吐血，衄血，崩漏。

按：本品又稱赭石、赤土、血師、紅石頭，打碎先煎，劑量以十至三十克爲宜，製成丸、散以一至三克爲宜，不宜長服。

刺蒺藜

苦、辛，平　歸肝經　平肝舒肝，祛風明目

按：本品又稱白蒺藜、蒺藜、七厘。

羅布麻

甘、苦，涼　歸肝經　平抑肝陽，清熱，利尿

按：泡服劑量以三至十五克爲宜，不宜過量或長服。

生鐵落

辛，涼　歸肝、心經　平肝鎮驚

第二節 熄風止痙藥

羚羊角

鹹，寒　歸肝、心經　平肝熄風，清肝明目，清熱解毒

按：煎服劑量以一至三克爲宜，研粉○・三至○・六克，另煎二小時以上。

牛黃

苦，涼　歸肝、心經　熄風止痙，化痰開竅，清熱解毒

按：丸散劑以○・一五至○・三五克爲宜。

珍珠

甘、鹹，寒　歸肝、心經　安神定驚，明目消翳，解毒生肌

按：本品又稱眞珠。製成丸、散以〇．一至〇．三克爲宜。

鈎藤

甘，微寒　歸肝、心包經　熄風止痙，清熱平肝

按：後下煎，不超過二十分鐘。

天麻

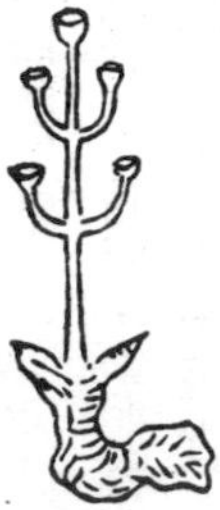

甘，平　歸肝經　熄風止痙，平抑肝陽，祛風通絡

比較

生天麻【蒸製軟化切片】：頭痛眩暈，肢體麻木，小兒驚風，癲癇抽搐，破傷風。

煨天麻【熄風止痙】：小兒驚風。

按：本品又稱定風草，冬麻比春麻質量好，可研末沖服，劑量以一至一．五克爲宜，不宜久煎。

地龍

鹹，寒　歸肝、脾、膀胱經　清熱熄風，通絡平喘，利尿

按：本品又稱土龍、蚯蚓。

全蠍

辛，平，毒　歸肝經　熄風止痙，攻毒散結，通絡止痛

按：煎服劑量以二至五克爲宜，研末沖服以〇．六至一克爲宜。

蜈蚣

辛，溫，毒　歸肝經　熄風止痙，攻毒散結，通絡

止痛

比較

生蜈蚣【多外用】：痔瘡腫毒，瘰癧潰爛，毒蛇咬傷。

焙蜈蚣【降毒性】：急慢驚風，破傷風，癲癇，頑固性頭部抽搐疼痛。

按：本品又稱川足、百足，煎服劑量以一至三克爲宜，研末沖服以〇・六至一克爲宜。

僵蠶

鹹、辛，平　歸肝、肺經　熄風止痙，祛風止痛，化痰散結

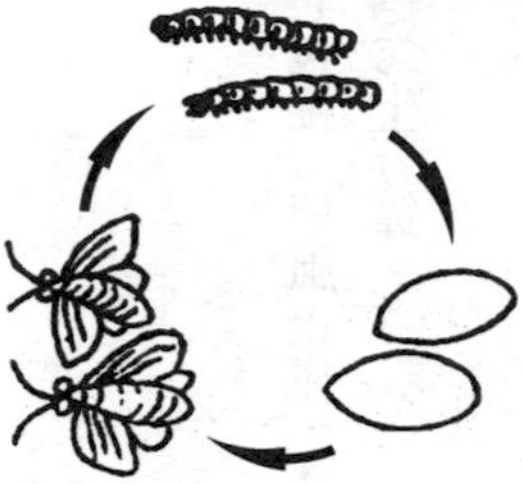

比較

生僵蠶【辛散強，藥力猛】：驚癇抽搐，中風失音，喉風。

炒僵蠶【化痰散結】：瘰癧痰核，中風失音，喉風。

按：本品又稱白僵蠶、僵蟲，煎服劑量以三至十克爲宜，研末服以一至一・五克爲宜。

附藥：**僵蛹**味鹹、辛，性平，有熄風止痙、祛風止痛、化痰散結之效，可治癲癇、腮腺炎、慢性支氣管炎。每片〇・三克，成人每日二十至三十片片，分三次服。

第十六章

開竅藥

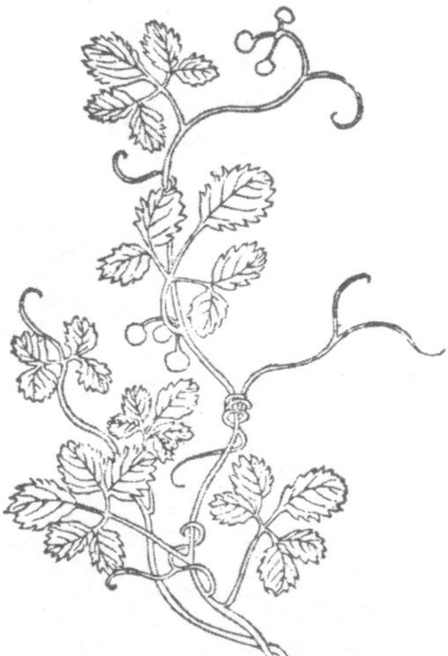

【含義】—

凡具辛香走竄之性，以開竅醒神為主要作用，用于治療閉証神昏病証的藥物。

【功效】—

通關開竅、啓閉醒神。

【適應証】—

用治溫病熱陷心包、痰濁蒙清竅之神昏譫語，以及驚風、癲癇、中風等卒然昏厥、痙攣抽搐等症。

【使用注意】—

a.只宜暫服，不可久用。

b.不宜入煎劑。

麝香

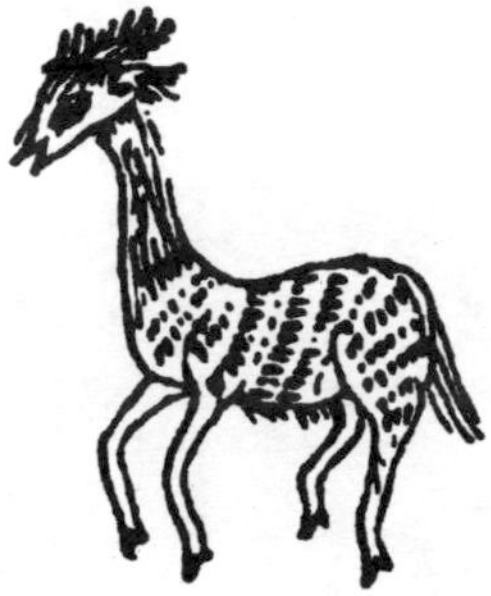

辛，溫　歸心、脾經　開竅醒神，活血通經，止痛催產

按：製成丸、散劑量以〇．〇六至〇．一克爲宜。

冰片

辛、苦，微寒　歸心、脾、肺經　開竅醒神，清熱止痛

按：製成丸、散劑量以〇．〇三至〇．一克爲宜。

蘇合香

辛，溫　歸心、脾經　開竅醒神，辟穢止痛

按：製成丸、散劑量以〇．三至一克爲宜。

石菖蒲

辛、苦，溫　歸心、胃經　開竅寧神，化濕和胃

按：本品又稱菖蒲、石蜈蚣、水劍草。

蟾酥

辛，溫，毒　歸心經　開竅醒腦，止痛，解毒

比較

生蟾酥【丸劑或外用】：痧脹腹痛，吐瀉，神昏，疔瘡，癰毒，咽喉腫痛，各種腫痛，癌腫。

酒蟾酥【易粉碎，降毒性】：同上。

按：製成丸、散劑量以〇．〇一五至〇．〇三克爲宜，外用不可入目。

附藥：**蟾皮**，味辛性涼，有毒，有清熱解毒、利水消脹。

樟腦

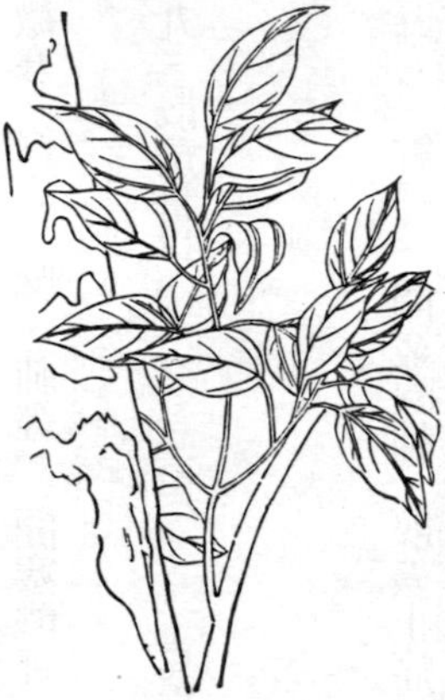

辛，熱，毒　歸心、脾經　內服：開竅辟穢；外服：除濕殺蟲，溫散止痛

按：製成丸、散劑量以○・一至○・二克爲宜，或用酒溶化服。

第十七章 補虛藥

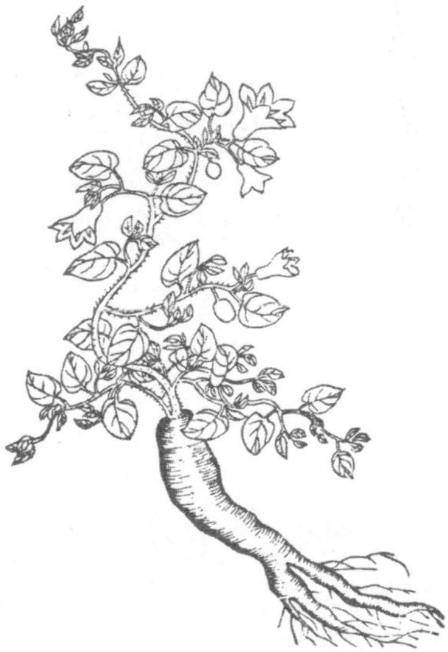

【含義】—凡能補益正氣，增強體質，以提升抗病能力，治療虛証為主的藥物稱爲補虛藥，亦稱補養藥或補益藥。

【功效】—補氣、補陽、補血、補陰。

【適應証】—
a.補氣藥可用于心、肺、脾、腎氣虛。
b.補陽藥可用于心、脾、腎陽虛
c.補血藥可用于心、肝血虛。
d.補陰藥可用于心、肺、肝、脾、腎陰虛。

【分類】—補氣藥、補陽藥、補血藥、補陰藥。

【使用注意】—
a.凡身體健康，並無虛弱表現者，不宜濫用。
b.實邪方盛，正氣未虛者，以祛邪爲要，亦不宜用，以免"閉門留寇"。

第一節　補氣藥

人參

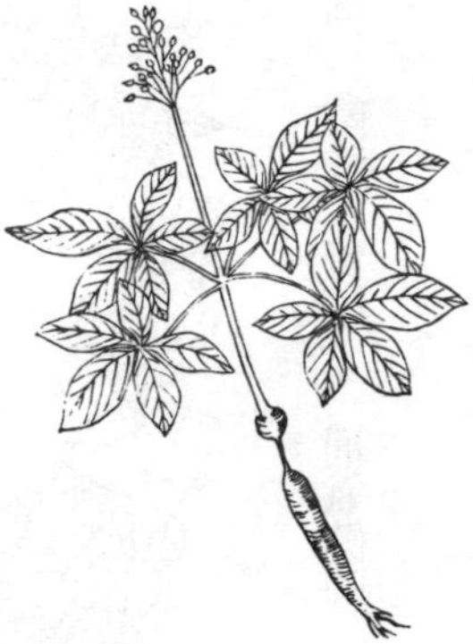

甘、微苦，溫　歸心、肺、脾經　大補元氣，補脾益肺，生津安神

按：煎服劑量以五至十克爲宜，研末服以一·五至二克爲宜。

西洋參

甘、微苦，寒　歸心、肺、腎經　補氣養陰，清火生津

按：煎服劑量以三至六克爲宜。

黨參

甘，平　歸脾、肺經　益氣，生津，養血

比較

生黨參【益氣生津】：肺氣虧虛，氣血兩虛，津氣兩傷。

米炒黨參【健脾止瀉】：脾胃虛弱，泄瀉，脫肛。

蜜黨參【補中益氣，潤燥養陰】：氣血兩虛。

太子參

甘、微苦，平　歸脾、肺經　補氣生津

黃蓍

甘，微溫　歸脾、肺經　補氣升陽，益氣固表，利水消腫，托瘡生肌

比較

生黃蓍【益氣固表，托毒生肌，利尿退腫】：表

衛不固的自汗或體虛，氣虛水腫，癰疽不潰久不斂。

蜜黃耆【補中益氣，升陽，燥濕】：脾氣虛衰，食少便溏，氣短乏力，中氣下陷，氣不攝血，肺脾兩虛，氣虛便秘。

白朮

甘、苦，溫　歸脾、胃經　補氣健脾，燥濕利水，止汗安胎

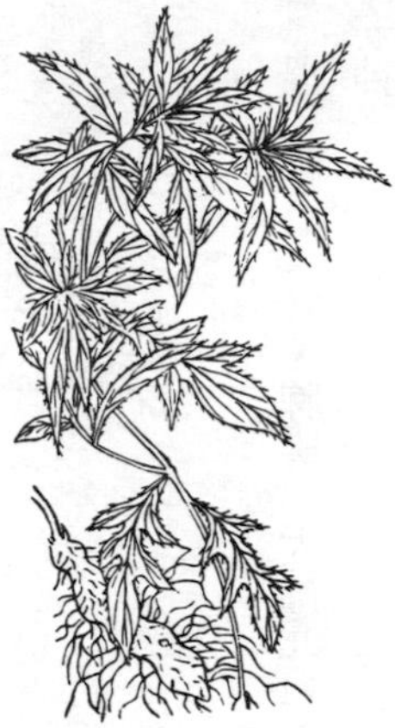

比較

生白朮【健脾燥濕，利水消腫】：水濕內停之痰飲或水氣外溢之水腫，風濕痺痛。

麩炒白朮【緩燥性，健脾】：脾胃不和，運化失常的食少脹滿，倦怠乏力及表虛自汗，胎動不安。

土炒白朮（焦白朮）【補脾止瀉】：脾虛食少，泄瀉便溏。

山藥

甘，平　歸脾、肺、腎經　益氣養陰，補脾肺腎，固精止帶

比較

生山藥【生津益肺，補腎澀精】：肺虛咳喘，腎虛遺精，尿頻，虛熱消渴。

土炒山藥【補脾止瀉】：脾虛久瀉。

麩炒山藥【益脾和胃，益腎固精】：脾胃氣虛，婦女帶下，遺夢滑精。

按：本品又稱懷山藥、薯蕷，煎服劑量以十至三十克為宜，研末服以六至十克為宜。

白扁豆

甘，微溫　歸脾、胃經　健脾，化濕，消暑

比較

生扁豆【清暑化濕，解毒】：暑濕，消渴。

炒扁豆【健脾止瀉】：脾虛泄瀉，白帶過多。

按：本品又稱扁豆，宜充分加熱。扁豆衣有消暑化濕之效，可治暑濕吐瀉、腳氣浮腫。

附藥：**扁豆花**味甘、淡，性平，有消暑化濕之效，可治暑濕泄瀉、帶下。

甘草

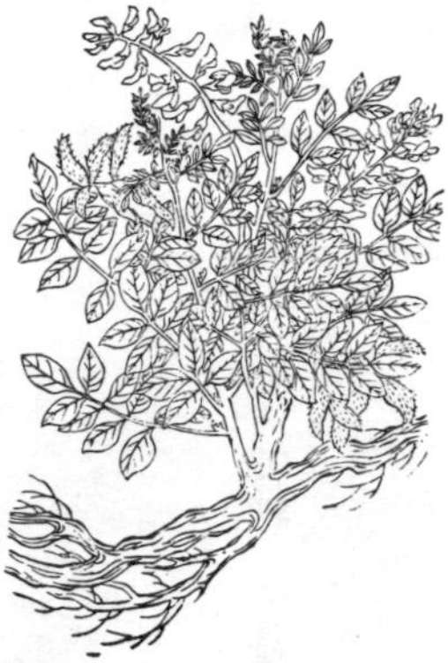

甘，平　歸心、肺、脾、胃經　益氣補中，清熱解毒，祛痰止咳，緩急止痛，調和藥性

比較

生甘草【清熱解毒，化痰止咳】：癰腫疔毒，咽喉腫痛，咳嗽氣喘，解諸藥毒。

蜜甘草【補脾益氣復脈，緩急止痛】：脾胃虛弱，倦怠乏力，脘腹疼痛，筋脈攣急，心悸，脈結代，驚癇。

按：本品又稱國老、甜草、草節、靈通草，濕阻中滿者忌服。

大棗

甘，溫　歸脾、胃經　補中益氣，養血安神，緩和藥性

按：本品又稱紅棗，濕阻中滿者忌服。

飴糖

甘，溫　歸脾、肺、胃經　補中緩急，潤肺止咳

按：烊化以十五至二十克爲宜。

蜂蜜

甘，平　歸脾、肺、大腸經　補中緩急，潤燥，解毒

按：沖服劑量以十五至三十克爲宜，濕阻中滿者忌服。

刺五加

甘、苦，溫　歸心、肺、脾、腎經　益氣健脾，補腎安神

按：本品又稱刺五加根。

絞股藍

甘、苦，寒　歸肺、脾經　益氣健脾，化痰止咳，清熱解毒

紅景天

甘，寒　歸脾、肺經　益氣健脾，清肺止咳，活血化瘀

沙棘

甘、酸，溫　歸心、肺、脾、胃經　健脾消食，止咳祛痰，活血祛瘀

第二節 補陽藥

鹿茸

甘、鹹，溫　歸腎、肝經　壯腎陽，益精血，強筋骨，調沖任，托瘡毒

按：研末服或製成丸散，劑量以一至二克爲宜，一日分三次服。

鹿角膠

甘、鹹，溫　歸腎、肝經　溫補肝腎，益精血，止血

——腎陽虛弱，精血不足，虛勞羸瘦，吐血，衄血，崩漏，尿血等屬虛寒者，陰疽。

按：本品又稱白膠。

附藥：**鹿角霜**，味鹹、澀，性溫，歸腎、肝經，有溫腎助陽，收斂止血之效，可治腎陽不足，脾胃虛寒的崩漏帶下，食少吐瀉，小便頻多；外用：創傷出血，瘡瘍久不愈合。

巴戟天

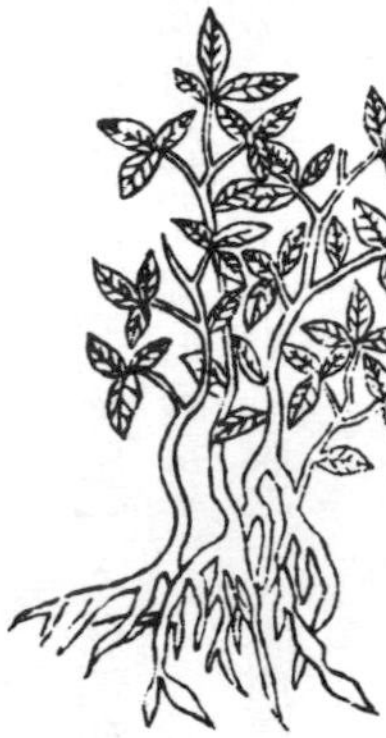

甘、辛，溫　歸腎、肝經　補腎陽，強筋骨，祛風濕

比較

- 生巴戟【強筋骨，祛風濕】：腎虛兼風濕之風寒腰痛，腰膝酸軟。
- 鹽巴戟【補腎助陽】：陽痿早泄，尿頻失禁，宮冷不孕，月經不調。
- 製巴戟【增強補益】：補腎助陽，益氣養血。

按：本品又稱巴戟、雞腸風。

淫羊藿

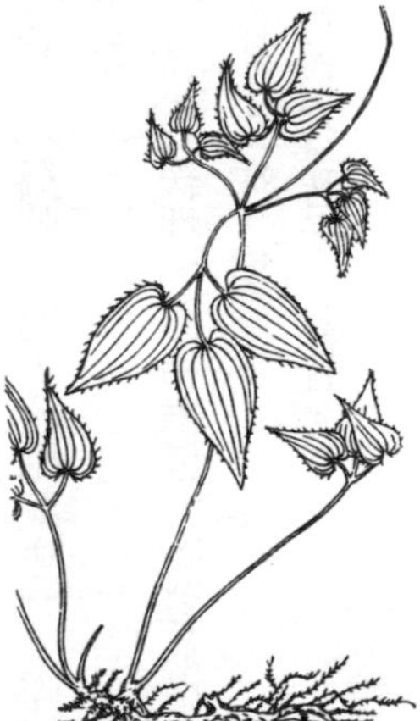

甘、辛，溫　歸腎、肝經　溫腎壯陽，強筋骨，祛風濕

比較

- 生淫羊藿【祛風濕，強筋骨】：風濕痺痛，肢體麻木，中風偏癱，小兒麻痺。
- 炙淫羊藿【溫腎助陽】：陽痿，不孕。

按：本品又稱羊藿葉、仙靈脾、羊藿、天人合、淫羊花。

仙茅

辛，熱，毒　歸腎、肝、脾經　溫腎壯陽，強筋骨，祛寒濕

比較

生仙茅【祛寒濕，消癰腫】：寒濕痺痛，腰膝冷痛，筋骨痿軟，癰疽腫毒。

酒仙茅【降毒，補腎助陽】：腎虛陽痿，尿頻，遺尿。

補骨脂

辛、苦，溫　歸腎、脾經　補腎助陽，固精縮尿，暖脾止瀉，納氣平喘

比較

生補骨脂【補脾腎，止瀉痢】：脾腎陽虛，瀉痢；外用：銀屑病，白癜風。

鹽補骨脂【緩性，補腎納氣】：腎氣不足之滑

精、遺精、陽痿、遺尿、尿頻、腰膝冷痛、腎氣虛喘。

益智仁

辛，溫　歸腎、脾經　暖腎固精縮尿，溫腎止瀉攝唾

比較

生益智仁【溫脾止瀉，收攝涎唾】：腹痛吐瀉，口涎自流。

鹽益智仁【緩性，固精縮尿】：腎氣虛寒之遺精、遺尿、白濁、崩漏。

按：本品又稱益智子、益智。

海狗腎

鹹，溫　歸腎經　暖腎壯陽，益精補髓

附藥：**黃狗腎**（性味、功效同海狗腎）。

海馬

甘、鹹，溫　歸腎、肝經　補腎壯陽，活血散結，消腫止痛

按：研末服劑量以一至一．五克為宜。

肉蓯蓉

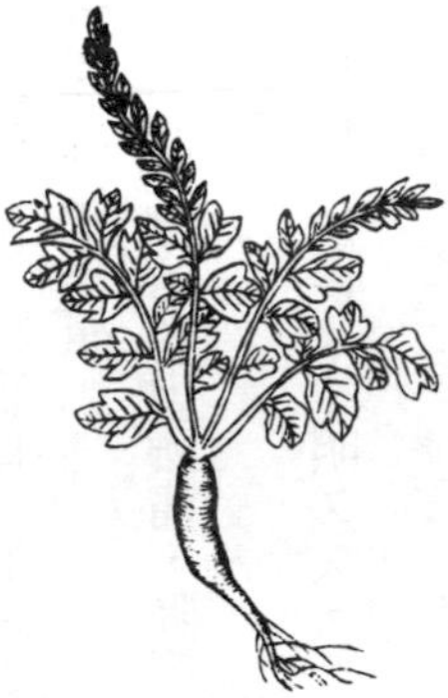

甘、鹹，溫　歸腎、大腸經　補腎陽，益精血，潤腸通便

比較

生蓯蓉【補腎止濁，滑腸通便】：便秘，白濁。

酒蓯蓉【補腎助陽，強腰堅骨】：陽痿，腰痛，不孕。

鎖陽

甘，溫　歸腎、肝、大腸經　補腎陽，益精血，潤腸通便

按：本品又稱不老藥、地毛球、牛鎖不拉、鏽鐵棒。

菟絲子

甘，溫　歸腎、肝、脾經　補腎固精，養肝明目，止瀉安胎

比較

生菟絲子【養肝明目】：肝腎不足，目失所養而致目昏目暗，視力減退。

炒菟絲子【便于粉碎】：同上。

鹽菟絲子【平補陰陽，補腎固澀】：陽痿，滑精遺尿，帶下，胎氣不固，消渴。

酒菟絲子【溫補脾腎】：腎虛便溏，泄瀉。

按：本品又稱吐絲子、菟絲。

沙苑子

甘，溫　歸腎、肝經　補腎固精，養肝明目

比較

- 生沙苑子【益肝明目】：肝虛目昏。
- 鹽沙苑子【藥緩，平補陰陽，補腎固精縮尿】：腎虛腰痛，夢遺滑精，尿頻，遺尿，帶下。

按：本品又稱沙苑蒺藜、潼沙苑、潼蒺藜。

杜仲

甘，溫　歸腎、肝經　補肝腎，強筋骨，安胎

比較

- 生杜仲【溫補肝腎，強筋骨】：頭暈目眩，腎虛風濕的腰痛、腰背傷痛。
- 鹽杜仲【補肝腎】：腎虛腰痛，陽痿遺精，胎元不固，高血壓。

按：本品又稱川仲、絲棉木、明久久。

續斷

甘、苦、辛，溫　補腎、肝經　補肝腎，強筋骨，止血安胎，療傷續折

按：本品又稱川斷、六汗、馬薊、苦菜藥。

韭子

甘、辛，溫　歸腎、肝經　溫補肝腎，壯陽固精

陽起石

鹹，溫　歸腎經　溫腎壯陽

按：製成丸散劑量以三至六克爲宜。

葫蘆巴

苦，溫　歸腎經　溫腎，祛寒，止痛

比較

- 生胡蘆巴【散寒逐濕】：寒濕腳氣。
- 鹽胡蘆巴【溫腎助陽，止痛】：寒疝疼痛，腎虛疼痛。

按：本品又稱蘆巴子、苦草、香草籽、蘆巴。

核桃仁

甘，溫　歸腎、肺、大腸經　補腎，溫肺，潤腸

按：本品又稱核桃、胡核桃。核桃仁連皮可定喘嗽；

核桃仁去皮可潤腸燥。

蛤蚧

鹹，平　歸腎、肺經　助腎陽，益精血，補肺氣，定喘嗽

比較

- 生蛤蚧【補肺益精，納氣定喘】：肺虛咳嗽，腎虛作喘。
- 酥蛤蚧【易粉碎，減腥氣】：同上。
- 酒蛤蚧【補腎壯陽】：腎陽不足，精血虧損的陽痿、遺精。

按：研末服或製成丸散劑量以一至二克爲宜，浸酒服須用一對。

冬蟲夏草

甘，平　歸腎、肺經　益腎助陽，補肺平喘，止血化痰

按：本品又稱蟲草、冬蟲草、夏草東蟲，另煎兌服，須常期食用。

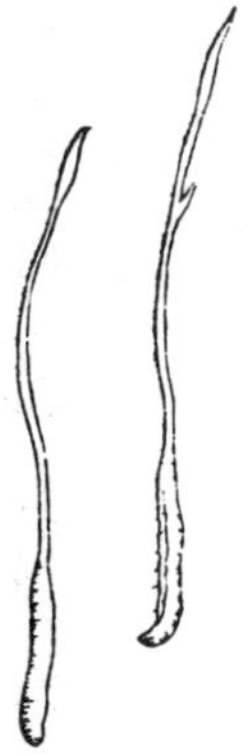

紫河車

甘、鹹，溫　歸腎、心、肺經　溫腎補精，益氣養血

按：本品又稱胎盤、胎衣，研末服或裝膠囊劑量以一點五至三克爲宜；鮮品煨食半個或一個，另煎兌服。

附藥：**臍帶**味甘、鹹，性溫，歸腎、肺經，有補腎納氣、平喘斂汗之效，可治肺腎兩虛的喘咳、盜汗。煎服以一至二條條爲宜，研末服一．五至三克，日服二至三次。

紫石英

甘，溫　歸腎、心、肺經　溫腎助陽，鎮心安神，

溫肺平喘
按：先煎。

哈蟆油

甘、鹹，平　歸腎、肺經　補腎益精，養陰潤肺
按：本品又稱哈士蟆油。

羊紅膻

甘、辛，溫　歸腎、心、肺、脾經　溫腎助陽，活血化瘀，養心安神，溫肺散寒

第三節 補血藥

當歸

甘、辛，溫　歸肝、心、脾經　補血活血，調經止痛，潤腸

比較

- 生當歸【補血，潤腸通便】：陰虧血虛，頭暈目眩，心悸失眠，大便秘結。
- 酒當歸【活血補血】：經閉經痛，風濕痺痛，跌打損傷。
- 土炒當歸【補血又不滑腸】：血虛便溏，腹中時痛及中焦虛寒腹痛。
- 當歸炭【止血和血】：崩中漏下，月經過多。

按：當歸身補血，當歸尾活血，全當歸合血（補血活血）。

熟地黃

甘，微溫　歸肝、腎經　補血滋陰，益精填髓

比較

- 熟地黃：肝腎陰虛，目昏耳鳴，腰膝酸軟，消渴，遺精，崩漏，鬚髮早白。
- 熟地炭：【補血止血】：虛損性出血。

白芍

甘、酸、苦，寒　歸肝、脾經　養血調經，平肝止

痛，斂陰止汗

比較

- 生白芍【斂陰養血，平抑肝陽】：血虛月經不調，痛經崩漏，頭痛眩暈，耳鳴，煩燥易怒，自汗盜汗。
- 酒白芍【和中緩急，養血調經】：脇肋疼痛，腹痛，產後腹痛尤佳。
- 炒白芍【緩性，養血斂陰調經】：血虛月經不調，痛經崩漏，自汗盜汗。
- 醋白芍【斂血止血，疏肝解鬱】：肝氣鬱結，月經不調。
- 土炒白芍【柔肝和脾，止瀉】：泄瀉，痢疾。

何首烏

比較

- 生首烏【味甘、苦，性平，歸肝、心、大腸經，截瘧解毒，潤腸通便】：瘰癧瘡癰，風疹搔癢，久瘧不止，腸燥便秘。
- 制首烏【甘、澀，性溫，歸肝、腎經，補益精血，固腎烏須】：血虛萎黃，眩暈耳鳴，鬚髮早白，腰膝酸軟，肢體麻木，崩漏帶下，高血脂症。

按：本品又稱首烏、地精、夜合。

阿膠

甘，平　歸肝、肺、腎經　補血，止血，滋陰潤燥

比較

- 生阿膠【滋陰補血】：血虛萎黃，眩暈心悸，心煩失眠，虛風內動，筋脈拘急，溫燥傷肺，乾咳無痰。
- 蛤粉炒阿膠【降滋膩，矯味，益肺潤燥】：陰虛咳嗽，久咳少痰，痰中帶血。
- 蒲黃炒阿膠【止血安絡】：陰虛咳血，吐血，崩漏，便血。

楮實子

甘，寒　歸肝、腎經　滋腎，清肝明目，利尿

按：本品又稱柱實子、楮實、谷樹子、楮桃子。

龍眼肉

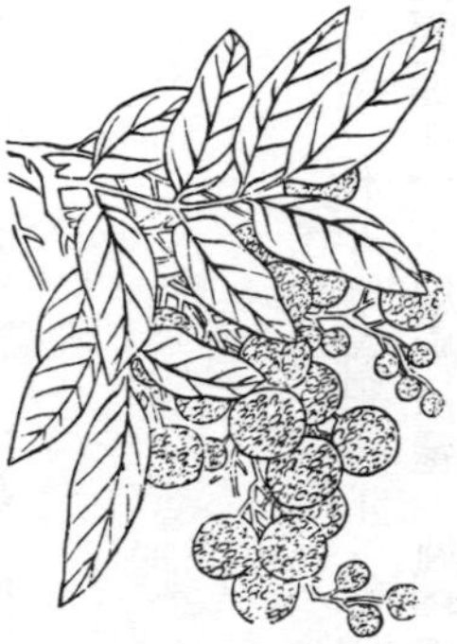

甘，溫　歸心、脾經　補益心脾，養血安神

按：本品又稱龍眼乾、桂圓、蜜脾。

第四節 補陰藥

北沙參

甘、苦，微寒　歸肺、胃經　養陰清肺，益胃生津

按：本品又稱海沙參、萊陽參。

南沙參

甘，微寒　歸肺、胃經　養陰清肺，化痰，益氣

按：本品又稱白沙參、沙參、桔參。

百合

甘，微寒　歸肺、心經　養陰潤肺止咳，清心安神

比較

生百合【清心安神】：熱病後餘熱未清，虛煩驚悸，精神恍惚，失眠多夢，瘡癰，胃脘痛，二便不利。

蜜百合【潤肺止咳】：肺虛久咳，肺癆咳血。

按：本品又稱白百合、大百合、強仇。

麥冬

甘、苦，微寒　歸肺、心、胃經　養陰潤肺，益胃生津，清心除煩

按：本品又稱麥門冬、不死藥、寸冬、門冬。

天冬

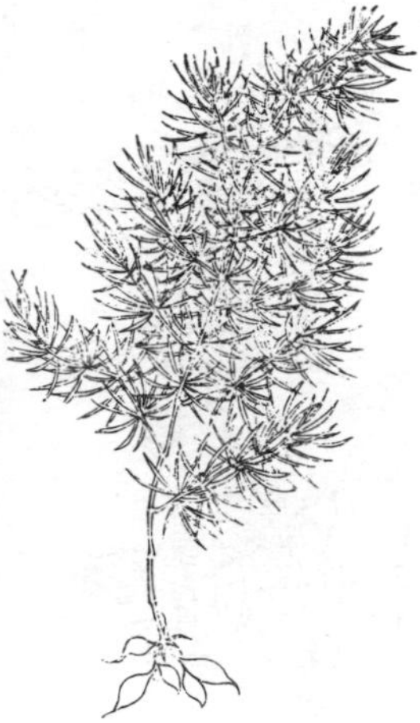

甘、苦，寒　歸肺、腎經　養陰潤燥，清火生津

按：本品又稱天門冬、寸金、天棘、天文冬。

石斛

甘，微寒　歸胃、腎經　養陰清熱，益胃生津

按：本品又稱金石斛、黃草、林蘭、扁草。

玉竹

甘，微寒　歸肺、胃經　養陰潤燥，生津止渴

按：本品又稱肉竹、玉竹參、明玉竹。

黃精

甘，平　歸肺、脾、腎經　滋腎潤肺，補脾益氣

比較

- 生黃精【具麻味】：一般不直接入藥。
- 蒸黃精【去麻味，補脾潤肺益腎】：肺虛燥咳，脾胃虛弱，腎虛精虧，陰虛消渴，氣血雙虧。
- 酒黃精【滋而不膩，補腎益血】：氣血兩虛，腎虛陽痿，遺夢滑精。

枸杞子

甘，平　歸肝、腎經　補肝腎，明目

按：本品又稱杞子、地骨子、杞果、紅耳墜。

墨旱蓮

甘、酸，寒　歸肝、腎經　補肝腎陰，涼血止血

按：本品又稱水葵花、黑墨草、旱蓮、金陵草。

女貞子

甘、苦，涼　歸肝、腎經　補肝腎陰，烏鬚明目

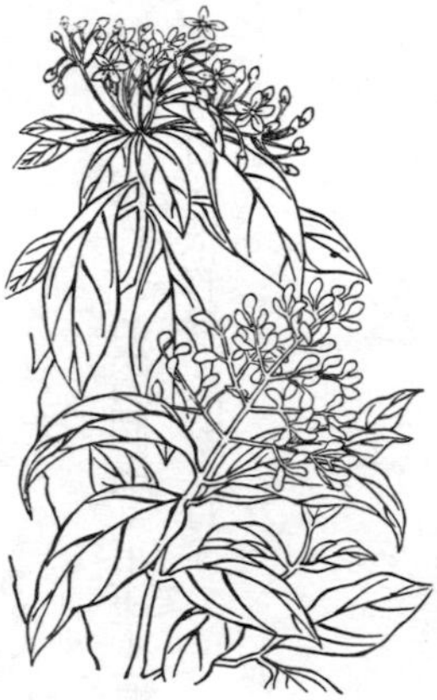

比較

- 生女貞子【滋陰潤燥，明目】：肝熱目眩，腎虛下消，大便秘結。
- 酒女貞子【補肝腎】：肝腎陰虛，視物不清。

按：本品又稱女貞、冬青子。

桑椹

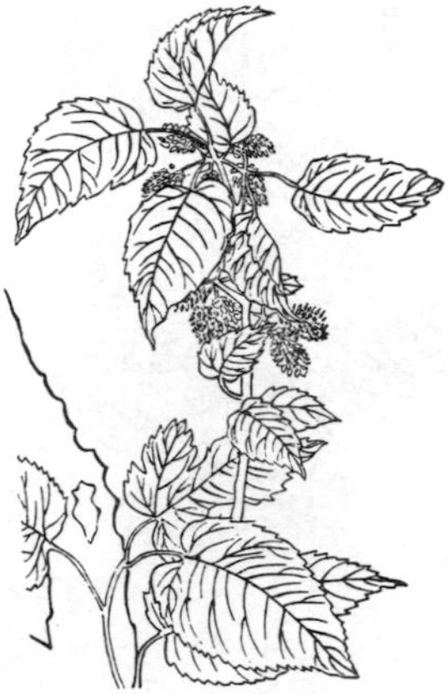

甘，寒　歸肝、腎經　滋陰補血，生津，潤腸

黑芝麻

甘，平　歸肝、腎、大腸經　補肝腎，益精血，潤腸燥

龜甲

甘、鹹，寒　歸肝、腎、心經　滋陰潛陽，益腎健骨，固經止血，養血補心

比較

- 生龜甲【滋陰潛陽】：肝風內動，肝陽上亢。
- 炙龜甲【矯味，易粉碎，補腎健骨，滋陰止血】：腳膝萎弱，潮熱盜汗，心悸失眠，痔瘡腫痛。

按：本品又稱下甲、龜板、元武板，煎服劑量以十五至三十克爲宜。

鱉甲

鹹，寒　歸肝、腎經　滋陰潛陽，軟堅散結

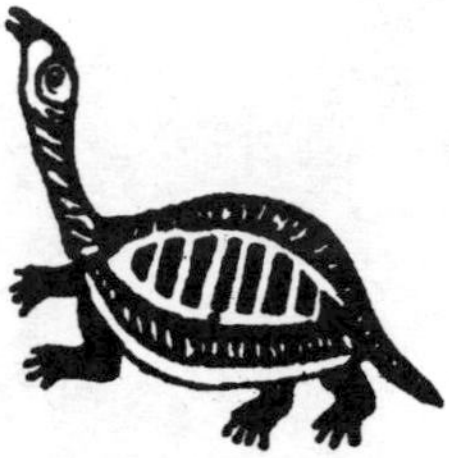

比較

生鱉甲【養陰清熱，潛陽熄風】：熱病傷陰，內傷虛熱，虛風內動。

炙鱉甲【矯味，易粉碎，退熱除蒸，軟堅散結】：陰虛潮熱，瘧母，癥積，瘡腫瘰癧，吐血咯血，疼痛。

按：本品又稱甲魚殼、上甲、王八蓋子，煎服劑量以十五至三十克為宜。

明黨參

甘、苦，寒　歸肝、肺、脾經　潤肺化痰，養陰和胃，平肝

第十八章
收澀藥

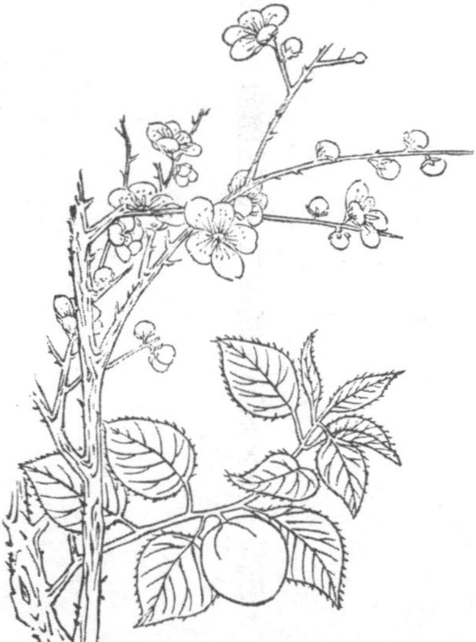

【含義】—
凡以收斂固澀爲主要作用的藥物稱之，又稱固澀藥。

【功效、適應証】—
固表止汗—體虛多汗（自汗、盜汗）
斂肺止咳—肺氣虛咳、肺腎兩虛虛喘。
澀腸止瀉—久瀉久痢。
固精縮尿—腎虛遺精、遺尿。
收斂止血、止帶—崩漏帶下。

【分類】—
固表止汗藥、斂肺澀腸藥、固精縮尿止帶藥。

【使用注意】—
收澀藥性澀斂邪，故凡表邪未解，濕熱所致之瀉痢、帶下，血熱出血，以及鬱未清者，均不宜用。

第一節 固表止汗藥

麻黃根

甘，平　歸肺經　斂肺止汗

浮小麥

甘，涼　歸心經　斂汗，益氣，除熱

按：本品又稱浮麥、浮水麥。煎服劑量以十五至三十克爲宜，研末服三至五克。

附藥：**小麥**，味甘性微寒，有養心除煩之效，可治心神不安、煩燥失眠、婦人臟躁。煎服劑量以三十至六十克爲宜。

糯稻根鬚

甘，平　歸心、肝經　止虛汗，退虛熱

按：本品又稱稻根。煎服劑量以十五至三十克爲宜。

第二節 斂肺澀腸藥

五味子

酸、甘，溫　歸肺、心、腎經　斂肺滋腎，生津斂汗，澀精止瀉，寧心安神

比較

- 生五味子【收斂固澀，益氣生津】：咳嗽，自汗盜汗，津傷口渴，五更泄瀉。
- 酒五味子【寧心益腎固精】：心腎虛損，夢遺滑精，不育。
- 醋五味子【酸澀收斂】：咳嗽，遺精，泄瀉。

按：本品又稱南五味子、北五味子、山五味、五梅子。煎服劑量以三至六克爲宜，研末服一至三克。

烏梅

酸、澀，平　歸肺、大腸、肝、脾經　斂肺止咳，澀腸止瀉，安蛔止痛，生津止渴

比較

生烏梅【生津止渴，斂肺止咳，安蛔】：肺虛久咳，久瀉久痢，虛熱消渴，蛔厥腹痛。

烏梅肉【作用更強】：同上。

醋烏梅【斂肺安蛔增強】：肺氣耗散之久咳不止，蛔厥。

烏梅炭【澀腸止瀉，止血】：久瀉久痢，便血，崩漏下血。

按：本品又稱酸梅、黑梅。

五倍子

酸、澀，寒　歸肺、大腸、腎經　斂肺降火，澀腸止瀉，固精止遺，斂汗止血

按：本品又稱木附子、五倍，製成丸散劑量以一至一．五克爲宜。

罌粟殼

酸、澀，平，毒　歸肺、大腸、腎經　澀腸止瀉，斂肺止咳，止痛

按：本品又稱粟殼、鴉片煙果，煎服劑量以三至六克爲宜，不宜常用。

訶子

酸、澀、苦，平　歸肺、大腸經　澀腸止瀉，斂肺止咳，利咽開音

比較

生訶子【清金斂肺利咽】：肺虛咳嗽，久咳失音。

煨訶子【澀腸止瀉】：久瀉久痢，脫肛，腸風下血。

石榴皮

酸、澀，溫　歸大腸經　澀腸止瀉，殺蟲

比較

生石榴皮【祛蟲，澀精，止帶】：蟲積腹痛，遺精，白帶，脫肛，疥癬。

石榴皮炭【增強收澀】：久瀉久痢，崩漏。

按：本品又稱石榴殼。

肉豆蔻

辛，溫　歸大腸、脾、胃經　澀腸止瀉，溫中行氣

比較

- 生肉豆蔻【有滑腸、刺激性】：一般不生用。
- 煨肉豆蔻【固腸止瀉】：心腹脹痛，虛弱冷痢，嘔氣，宿食不消。

按：本品又稱肉蔻、肉果、頂頭肉。製成丸散劑量以○．五至一克爲宜。

赤石脂

甘、澀，溫　歸大腸、胃經　澀腸止瀉，收斂止血，斂瘡生肌

按：本品又稱石脂、紅土、陶土。

禹餘糧

甘、澀，平　歸大腸、胃經　澀腸止瀉，收斂止血，止帶

比較

- 生禹餘糧【澀腸止瀉，收斂止血】：久瀉久痢，婦女崩漏帶下，痔漏。
- 煅禹餘糧【便粉碎】：同上。
- 醋禹餘糧【便粉碎，強收斂】：久瀉不止，赤白帶下。

第三節 固精縮尿止帶藥

山茱萸

澀、酸，溫　歸肝、腎經　補益肝腎，收斂固澀

比較

- 生山茱萸【斂陰止汗】：陰虛盜汗，大汗虛脫。
- 蒸山茱萸【溫補肝腎】：頭暈目眩，腰膝酸痛，陽痿遺精，遺尿，尿頻，崩漏帶下。

按：本品又稱山萸肉、萸肉、棗皮。

覆盆子

甘、酸，溫　歸肝、腎經　益腎，固精，縮尿

按：本品又稱田泡、翁扭、牛奶母。

桑螵蛸

甘、鹹，平　歸肝、腎經　固精縮尿，補腎助陽

按：本品又稱桑蛸、雙蛸、螳螂子。

海螵蛸

澀、鹹，溫　歸肝、腎經　固精止帶，收斂止血，制酸止痛，收濕斂瘡

按：本品又稱烏賊骨、墨魚骨。

金櫻子

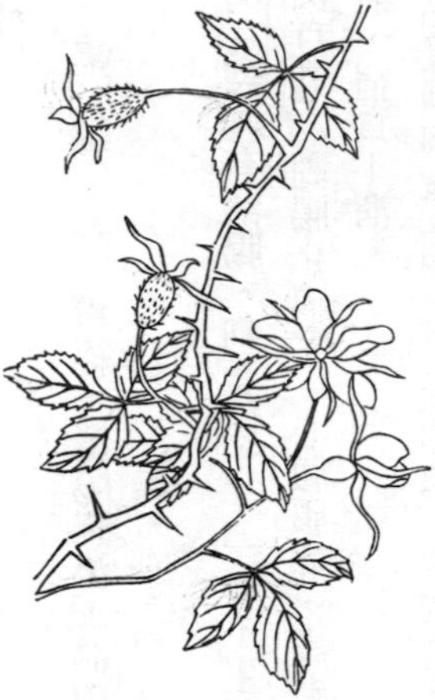

澀、酸，平　歸膀胱、大腸、腎經　固精縮尿，澀腸止瀉

比較

生金櫻子【固澀止脫】：遺精滑精，遺尿，尿頻，崩漏帶下。

蜜金櫻子【補中澀腸，避腹痛副作用】：脾虛久瀉久痢。

按：本品又稱金櫻、糖球子、金櫻果。

蓮子

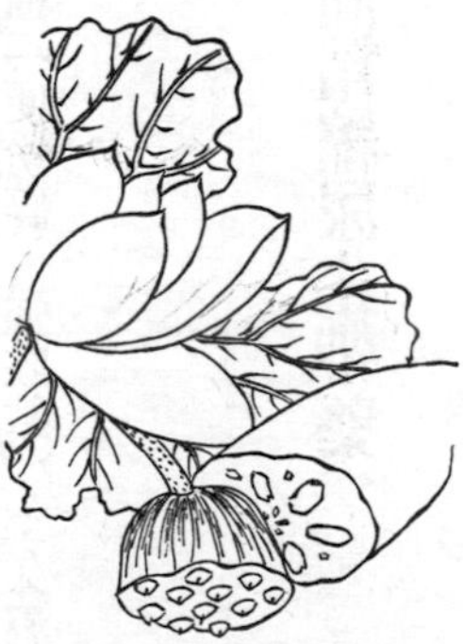

澀、甘，平　歸脾、腎、心經　益腎固精，補脾止瀉，止帶，養心

比較

生蓮子【補心血，斂心神，益腎氣，交心腎】：心腎不交虛煩，驚悸失眠。

炒蓮子【健脾止瀉，補腎固澀】：腎虛遺精，白濁，脾虛食少，久瀉久痢，帶下，虛損。

按：本品又稱蓮肉、蓮實。去心打碎煎服，劑量以十至十五克爲宜。

附藥：

＊**蓮鬚** 澀、甘，平【固腎澀精】：遺精，滑精，帶下，尿頻。

＊**蓮房** 澀、苦，溫【止血化瘀】：崩漏，尿血，痔瘡出血，產後瘀阻，惡露不盡。＊炒炭

＊**蓮子心** 苦，寒【清心安神，交通心腎，澀精止血】：熱入心包，神昏譫語；心腎不交，失眠遺精；血熱吐血。煎服：一．五至三克。

＊**荷葉** 澀、苦，平【清暑利濕，升陽止血】：暑熱病証，脾虛泄瀉；多種出血。

＊**荷梗** 苦、平【通氣寬胸，和胃安胎】：外感暑濕，胸悶不暢，妊娠嘔吐，胎動不安。

芡實

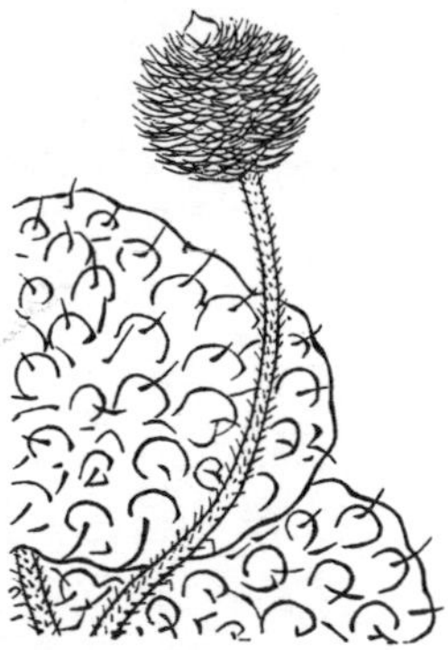

澀、甘，平 歸脾、腎經 益腎固精，健脾止瀉，除濕止帶

按：本品又稱蘇芡、雞頭米、卯菱。

雞冠花

澀、甘，涼 歸肝、大腸經 收斂止帶，止血，止痢

第十九章
涌吐藥

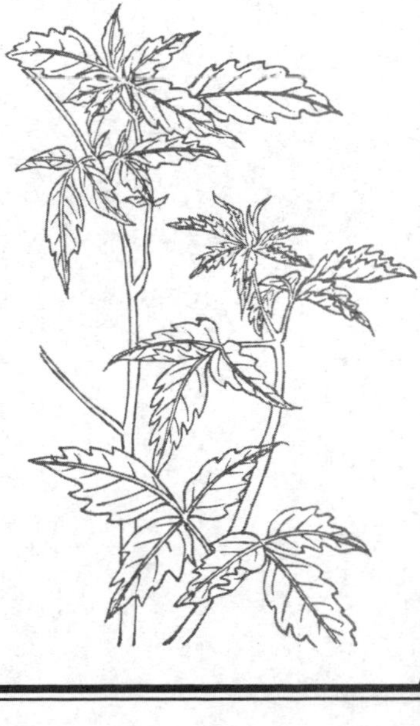

【含義】—

凡以誘發嘔吐爲主要作用的藥物，又稱催吐藥。

【功效】—

具有涌吐毒物、宿食、痰涎的作用。

【適應証】—

用于

a.誤食毒物，停留胃中，未被吸收。

b.宿食停滯不化，尚未入腸，脘部脹痛。

c.痰涎壅盛，阻於胸膈或咽喉，呼吸喘促。

d.癲癇發狂。

【使用注意】—

只適用氣壯邪食之証。

a.對體質虛弱，或老人、小兒、婦女胎前產後忌用

b.素患失血、頭暈、心悸、勞嗽喘咳等証忌用。

常山

苦、辛，寒，毒　歸肺、胃、肝經　涌吐痰涎，截瘧

比較

生常山【祛痰涌吐】：催吐。
酒常山【降毒，緩嘔副作用】：截瘧。

按：煎服劑量以四點五至九克爲宜，寒熱發作前半天或二小時服。

瓜蒂

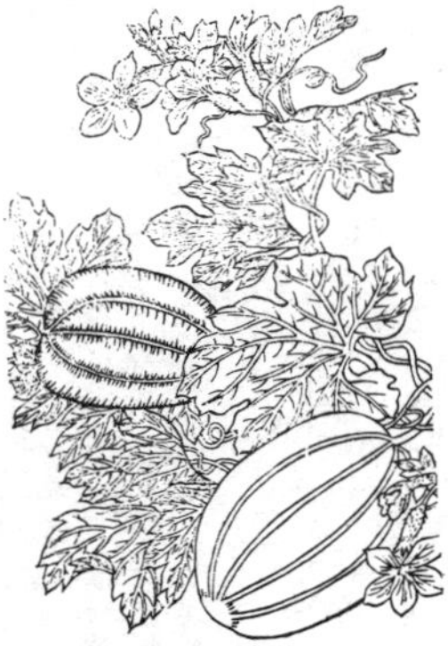

苦，寒，毒　歸胃經　涌吐痰食，祛濕退黃

按：煎服劑量以二・五至五克爲宜，製成丸散以〇・三至一克爲宜。

膽礬

酸、辛、澀，寒，毒　歸肝、膽經　涌吐痰涎，解毒收濕，祛腐蝕瘡

按：溫水化服以〇・三至〇・六克爲宜。

第二十章

解毒殺蟲燥濕止癢藥

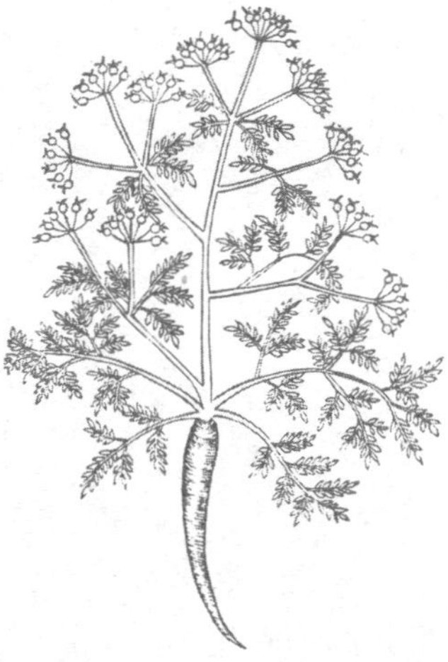

【含義】—

凡以解毒療瘡，攻毒殺蟲，燥濕止癢爲主要作用的藥物。

【適應証】—

用于疥癬、濕疹、癰瘡疔毒、痲風、梅毒、毒蛇咬傷等証。

【使用注意】—

a.應嚴格控制劑量、用法，不宜過量或持續使用。

b.製劑應嚴格遵守炮製。

雄黃

辛，溫，毒　歸心、肝、胃經　解毒，殺蟲

按：本品又稱明黃、雄精。製成丸散劑量以〇．一五至〇．三克爲宜。

硫黃

酸，溫，毒　歸腎、大腸經　解毒殺蟲止癢，補火助陽通便

比較

- 生硫黃【外用】：疥癬，禿瘡，陰疽惡瘡。
- 炙硫黃【降毒，可內服】：腎虛寒實喘，陽痿，尿頻，虛寒腹痛，腹瀉，大便冷秘。

按：製成丸散劑量以一至三克爲宜。

白礬

酸、澀，寒　歸肝、肺、脾、大腸經

內服：化痰，止血，止瀉；

外用：解毒，殺蟲，止癢

比較

- 生白礬【解毒殺蟲，清熱消痰，燥濕止癢】：濕疹，疥癬，癲癇，中風，喉痺。
- 枯礬【收濕斂瘡，生肌，止血化腐】：濕疹濕瘡，陰癢帶下，久瀉，便血，崩漏，鼻衄齒衄，鼻息肉。

按：本品又稱明礬、礬石，製成丸散劑量以一至三克爲宜。

蛇床子

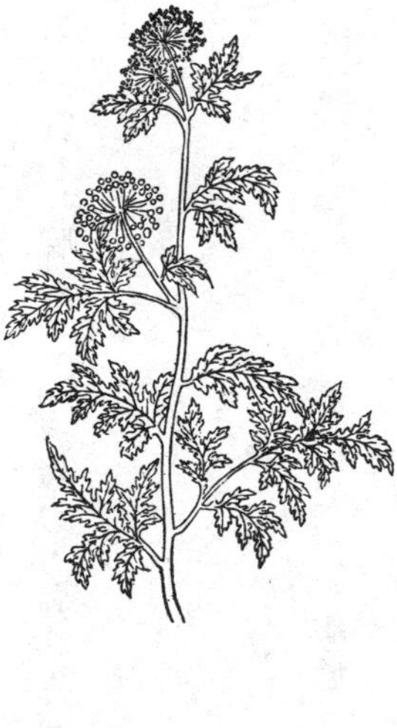

辛、苦，溫　歸腎經　殺蟲止癢，溫腎壯陽

按：本品又稱蛇床仁、蛇床實。

大風子

辛，熱，毒　歸肝、脾、腎經　攻毒殺蟲，祛風燥濕

比較
- 生大風子【外用】：痲風，疥癬，楊梅瘡。
- 大風子霜【降毒，可內服】：痲風。

按：製成丸散劑量以〇．三至一克爲宜。

土荊皮

辛，溫，毒　歸肺、脾經　殺蟲止癢

按：只供外用，浸酒或研末調醋。

蜂房

甘，平，毒　歸胃經　攻毒殺蟲，祛風止痛

比較
- 生蜂房【外用】：一般不用
- 煅蜂房【降低毒性】：癰疽，疔瘡，瘰癧，牙痛，風濕痺痛，疥癬，癮疹搔癢，惡性腫瘤。

大蒜

辛，溫　歸脾、胃、肺經　解毒殺蟲，消腫，止痢

樟腦

辛，熱，毒　歸心、脾經　除濕殺蟲，溫散止痛，開竅辟穢

木鱉子

苦、甘，涼，毒　歸肝、脾、胃經　攻毒療瘡，消腫散結

按：本品又稱木別子、地桐子、木鱉瓜。

第二十一章

拔毒化腐生肌藥

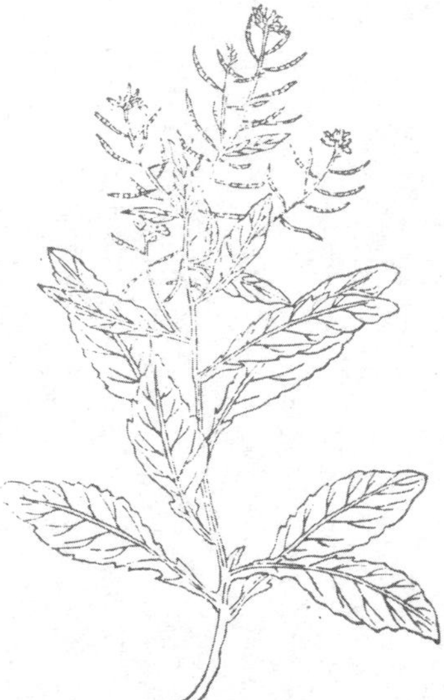

【含義】—
凡以拔毒化腐，生肌斂瘡爲主要作用的藥物。

【功效】—
拔毒生肌、解毒明目退翳。

【適應証】—
用于癰疽瘡瘍潰後膿出不暢，或潰後腐肉不去，傷口難以生肌愈合之証。
部份藥物用於目赤腫痛、目生翳膜。

【使用注意】—
a.應嚴格控制劑量、用法，不宜過量或持續使用。
b.製劑應嚴格遵守炮製。

升藥

辛，熱，大毒　歸肺、脾經　拔毒化腐

按：本品不作內服。

輕粉

辛，寒，大毒　歸大、小腸經　攻毒，殺蟲，斂瘡

按：製成丸散劑量以○．一至○．二克爲宜。

砒石

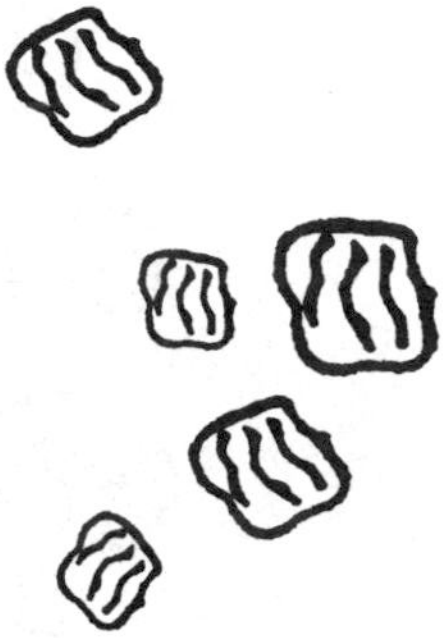

辛，大熱，大毒　歸肝、肺經　內服：祛痰平喘；

外用：蝕瘡去腐

按：本品又稱砒霜。製成丸散劑量以○．○○二至○．○○四克爲宜。

鉛丹

辛，微寒，毒　歸心、肝經　拔毒生肌，殺蟲止癢

按：製成丸散劑量以○．三至○．六克爲宜。

爐甘石

甘，平　歸肝、胃經　解毒明目退翳，收濕生肌斂瘡

比較

生爐甘石：一般不用。

煅爐甘石【外敷】：目赤腫痛，眼緣赤爛，翳膜胬肉，瘡瘍不斂，膿水淋漓，濕瘡，肛門搔癢，痔瘡，皮膚搔癢

按：本品不作內服。

硼砂

甘、鹹，涼　歸肺、胃經

內服：清肺化痰

外用：清熱解毒

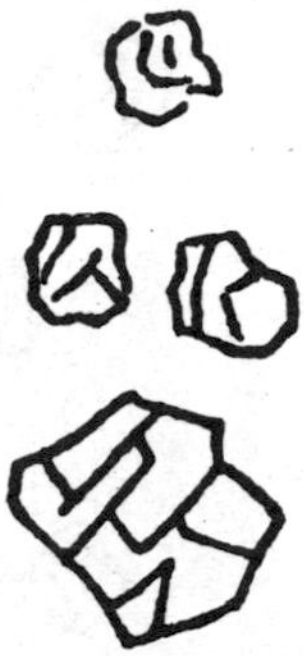

比較

生硼砂：口舌生瘡，目赤翳障，咽喉腫痛，咳嗽痰稠。

煅硼砂【降刺激性，燥濕收斂】：喉科散藥。

按：製成丸散劑量以一・五至三克爲宜。

附錄

學習中藥必備知識

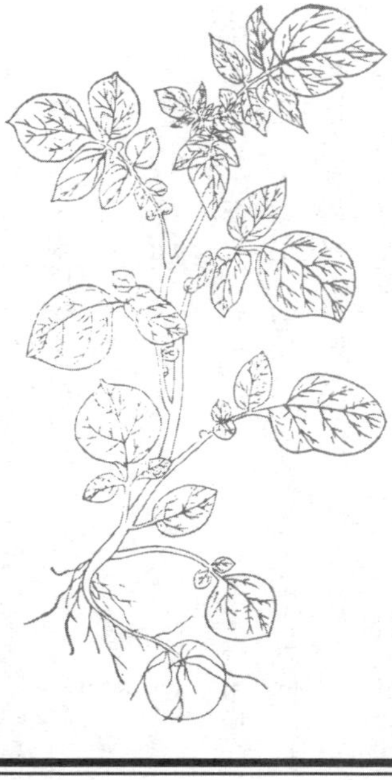

一、中藥炮製之重要與意義

【炮製】：是藥物在應用前或製成各種劑型以前必要的加工處理過程，包括對原材料進行一般修治整理和部份藥材的特殊處理，也可寫炮炙。按照不同的藥性和治療要求有多種的炮製方法，有些還加適宜的輔料。

*炮製的目的：

減毒—降低或消除藥物的毒副作用，保証用藥安全；

增效—增強藥物的作用，提高臨床療效；

改性—改變藥物的性能或功效，使之更能適應病情的需要；

便用—改變藥物的某些性狀，便於儲存和製劑；

純淨—純淨藥材，保証藥材品質和用量準確及矯臭、矯味，以便於服用

二、中藥炮炙的蜜製法

・炙的特徵與作用

蜜有黃白之分。北方的蜜水分少，較濃稠；南方的蜜水分多，較稀薄。夏季蜜如清油狀，半透明，有光澤；冬季呈半固體狀，伴有淡黃色魚卵狀顆粒，或如煉豬油狀。氣芳香，味甜。蜜除了營養豐富，能抗病抗衰老、延年益壽外，還有鎮咳、緩下、潤燥、解毒、矯味等作用。

・蜜的分類

(1)春蜜較多是洋槐、油菜、桃花、紫雲英等花蜜，色淡黃白，黏度大，氣清香，味甜，質量較好。

(2)伏蜜多是棗花、葵花、瓜類等花蜜，色多淡黃或深黃至琥珀色，黏稠度大，細膩，氣清香，味甜，質量較次。

(3)秋蜜較多是棉花、蕎麥花等花蜜，成琥珀色至暗棕色，氣微臭，未稍酸，質量差。

・煉蜜的種類

(1)嫩蜜：將生蜜加熱到一〇五~一一五度，含水量在百分之二十以上，色澤無明顯變化，稍有黏性，其目的是去其雜質，殺死微生物，便於存放。

(2)中蜜：將蜜加熱至一一六~一一九度，含水量約在百分之十至十三，淡黃色，有黏性。

(3)老蜜：將蜜加熱到一一九～一二二度，還水量約在百分之四以下，紅棕色，黏性強。

·蜜炙的方法

(1)藥蜜同時拌炒炙法：將煉蜜加適量的開水稀釋，伴入藥物待蜜液吸透，置熱鍋中不斷炒至深黃色，以疏鬆不黏手爲度，取出攤晾。

(2)先下蜜後投藥拌炒炙法：將煉蜜加適量開水稀釋後置鍋中，待蜜液燒沸後投入藥物拌炒均勻，炒至液乾呈深黃色而疏鬆不黏手度，取出攤晾。

(3)先下藥後入蜜液拌炒炙法：將藥物投入鍋中炒熱後，放入適量開水稀釋的煉蜜液拌炒，炒至深黃色而疏鬆黏手爲度，取出攤晾。

以上三種方法可根據所炙藥的藥性和所要達到的目的而分別採用。

·蜜炙藥物的作用

蜜炙不同的藥物作用也有差異，如甘草蜜炙（藥一百公斤，煉蜜二十五公斤）後可增強補氣和中的作用；黃耆蜜炙（藥一百公斤，煉蜜二十五公斤）後可增強潤肺的作用；麻黃蜜炙（藥一百公斤，煉蜜二十公斤）後，減弱了發汗之力而增強了止咳平喘的功效，適用於身體虛弱和表正已解而喘咳未癒的患者；百部蜜炙（藥一百公斤，煉蜜十三公斤）後藥性變緩和，並增強了溫肺潤燥的作用，多用於肺燥咳嗽的患者；款冬花蜜炙（藥一百公斤，煉蜜二十五公斤）後，增強其潤肺鎮咳的作用。

·蜜炙注意事項

(1)煉蜜一般指的是嫩蜜，加水量一般是蜜的三分之一或二分之一，根據藥物的質地和季節，可靈活掌握。

(2)炙藥前應核準藥與蜜的數量比例，炙炒時先應用中火炒至藥物淺黃色後再用文火炒炙，如出現蜜黏鍋而糊焦時應馬上將焦糊的蜜用淨布擦乾淨，已保證炙藥的質量。

(3)蜜炙的藥物應裝瓷缸中蓋嚴，置低溫乾燥之處防潮，並注意防止發霉生蟲。

三、五味歌訣

五味辛甘酸苦鹹，更添淡澀藥味全。
辛散酸收甘補緩，淡滲鹹軟苦燥堅。
辛能發散行氣血，氣血瘀滯表証痊。
甘補和緩解藥毒，急痛虛証用之安。
酸澀收斂能固脫，澀腸縮尿斂精汗。
苦泄通降燥濕蟲，瀉火存陰陰自堅。
鹹軟散結消癭瘰，軟化燥結可通便。
淡滲利水除濕飲，濕滯水腫痰飲蠲。
酸苦鹹陰辛甘陽，五臟歸屬不必言。
藥分五味效爲主，臨証選藥須互參。

四、名詞解釋

(1)宣肺：宣通肺氣之義。外邪襲肺或痰濁阻肺，致肺氣閉鬱，出現咳嗽氣喘。宣肺藥具辛散之性，以宣通肺氣，而平定喘咳，藥如麻黃、桔梗。

(2)升陽舉陷：藥性上升，能使下陷的中氣得以上升，亦稱升舉中氣、升提中氣、升舉陽氣，藥如升麻、柴胡。

(3)調和營衛：解除風邪並調整營衛失和的治法。風邪自表而入，而導致營衛失調，表現爲發熱頭痛、汗出惡風、鼻鳴乾嘔、脈浮弱等症。常用桂枝解肌發汗而通衛；白芍斂陰而和營，兩藥和用解肌發汗、調和營衛，營衛得和，則諸証自解。

(4)伐胃：克伐胃氣之義，大苦大寒之品多有此弊。因苦寒之性易傷陽，若大量久服，脾胃之氣受伐，則運化無力，出現食欲不振、飲食不消等症。亦稱苦寒敗胃、苦寒傷胃。

(5)回陽救逆：指藥物具有恢復陽氣，解除厥逆証後的作用，爲救治陽氣將脫的一種方法。

(6)助陽補火：指藥物具有扶助臟腑陽氣的恢復，補益腎陽命門之火的作用，爲治療陽虛証的一種方法。

(7)引火歸源：藥物具有使腎陽虧虛而上浮的虛陽（虛火）下歸於腎的作用，爲治療虛陽上浮的一種方法。

(8)引火（血）下行：指引導火熱及血液下行，以降上炎之火或逆上之血，而致頭痛、眩暈、口舌生瘡、牙齦腫痛、衄血諸証的藥物功效。

(9)溫肺化飲：藥物具有溫散肺臟寒邪，化除肺中痰飲的作用，爲治療寒飲伏肺的一種方法。

(10)助陽止瀉：藥物具有溫脾陽，助腎陽，止泄瀉的作用，爲治療脾腎陽虛泄瀉的一種方法。

(11)破血逐瘀：活血祛瘀力強，藥性較峻猛，治療血瘀重証，如癥瘕積聚等的藥物功效。

(12)和血行血：活血化瘀力弱，能調和血分，流暢血行的藥物功效。

(13)清熱化痰（清化熱痰）：性寒涼，治痰色黃稠之熱痰咳喘及痰熱蒙蔽之昏迷等熱痰証。

(14)搜風：某些動物藥能入裡，有較強的祛風作用，能祛除內在的伏而難祛之風邪的作用。

(15)辟穢：藥物能預防或祛除穢濁不潔之邪氣的作用。

(16)腳氣腫痛：水濕下注而致膝關節以下腿部的腫脹疼痛。

(17)厥陰頭痛：中焦虛寒，肝氣上逆而致頭頂部位頭痛。

(18)吐瀉轉筋：大吐大瀉後，脫水後而致的腓腸肌痙攣疼痛。

(19)骨痿：腰背微軟，難以自立，下肢痿軟無力。

(20)雷風証：病人頭痛時自覺雷鳴，且頭皮起結核腫痛（由於風邪濕毒鬱滯頭部，而引起）。

(21)胸痺証（冠心病、心絞痛）：胸陽不振、痰濁阻滯而致的胸悶、胸痛

(22)臌脹：胸腹積水—肝癌晚期的腹水、血吸蟲晚期腹水。

(23)行痺（風邪）：筋關節疼痛，痛無定處。

(24)痛痺（寒邪）：疼痛劇烈，如錐刺，遇寒加劇。

(25)著痺（濕邪）：疼痛部位固定，且有重著感，甚至見有關節屈伸不利、肌肉痲木不仁。

(26)熱痺（病人體較熱，從熱化）：痺証發病急，且局部有紅腫疼痛感，伴有發熱口渴。

五、認識人參

・按人參的性味、功效，將人參分成兩大類：

(1)以紅參爲代表的溫補參類。

性味：甘苦溫；功效：補氣兼可益陽。用于氣虛，陽氣虛，偏於虛寒性質的病証。

商品類：高麗參、野山參、各種規格的紅參（顏色：深紅、紅褐色）。

異種參：黨參。

(2)以西洋參爲代表的清補參類。

性味：甘苦寒；功效：補氣兼可益陰清熱。用于氣虛，氣陰虛，偏於虛熱性質的病証。

商品類：西洋參、種參、八佰光（粉光）、糖參、生曬參。

異種參：太子參。

．質量：1、野生比栽培好

2、體積大，重量重—質好

3、外皮皺，橫紋致密—較好

4、氣味香，味苦—好

六、用藥上的比較

1、麻黃＆桂枝

同：均能發汗解表，用治外感風寒，惡寒無汗、發熱頭痛、脈浮而緊的感冒重証，兩者常相須爲用。

異：

＊麻黃善于宣肺氣，開腠理，透毛竅而發汗解表，發汗力強，適用于外感風寒，惡寒無汗的表實證；並能宣肺平喘，又常用治肺氣壅遏不宣的咳嗽氣喘及風水水腫。

＊桂枝則善于溫通陽氣，助陽化氣，又常用治寒凝血滯諸痛証、痰飲、蓄水証、以及心悸奔豚等証。

2、荊芥＆防風

同：均能發表散風，對于外感表証，無論風寒、風熱表証均宜。並均可用治風疹瘙癢。

異：

＊荊芥發汗之力較大，透散之力較強，並能透疹消瘡，用治麻疹不透，瘡瘍初起兼有表証者；炒炭又能止血，用治吐衄下血。

＊防風則袪風之力較強，爲風藥之潤劑，風病之通用藥，外風、內風均可使用；並能勝濕止痛、止痙、止瀉，用治風濕痺痛、破傷風証，以及肝鬱侮脾，腹痛泄瀉等証。

3、桑葉＆菊花

同：均能疏散風熱，平肝明目。皆可用治風熱感冒或溫病初起，發熱頭痛咳嗽；肝經風熱或肝火上炎之目赤腫痛，肝腎不足之目暗昏花以及肝陽上亢之頭痛眩暈等証。

異：

＊桑葉疏散風熱之力較強，並善于清肺潤燥，兼能涼血止血，又可治肺熱燥咳，血熱吐衄等証。

＊菊花則平肝明目之力較強，並善于清熱解毒，善治疔瘡腫毒。

4、石膏&知母

同：均性寒，歸肺、胃經，皆能清熱瀉火，除煩止渴。同用治溫熱病邪在氣分，壯熱、煩渴、汗出、脈洪大等肺熱氣分實熱証，以及肺熱咳嗽等証。

異：

＊石膏辛甘大寒，瀉火力強，重在清解，偏重清肺胃實火，故肺熱咳喘，胃火上炎，頭痛，牙齦腫痛等多用石膏。且石膏煅用又能收濕斂瘡生肌，外用治瘡瘍不斂，濕疹浸淫，水火燙傷等証。

＊知母則苦甘性寒質潤，滋陰潤燥力強，重在清潤，偏重滋潤肺胃之燥，故陰虛燥咳，陰虛消渴等多用知母。且知母又歸腎經，長于滋腎降火，兼能潤腸通便，故又常用于陰虛火旺，骨蒸潮熱及腸燥便秘等証。

5、大黃&芒硝

同：均為作用較強的瀉下藥，且都有較強的瀉下通便作用，主治實熱積滯，大便秘結，二藥外用又能清熱消腫，治癰瘡腫毒。

異：

＊大黃苦寒，又能清熱瀉火，止血，解毒，兼能活血祛瘀，清泄濕熱，故又治濕熱病高熱神昏，熱結便秘；血熱妄行之出血証；火邪上炎所致之病証；瘀血証及濕熱黃疸，淋証等。

＊芒硝鹹苦寒，瀉熱通便之中，又長于潤燥軟堅，適用于實熱積滯，大便燥結之証；芒硝外用亦治咽喉腫痛，口瘡，目赤等証。

6、黃芩、黃連&黃柏

同：均味苦性寒，皆能清熱燥濕，瀉火解毒。同用治濕熱、火毒所致的病症，如瀉痢黃膽、瘡瘍腫毒、濕疹濕瘡。

異：

＊黃芩尤善清上焦濕熱，故濕溫暑濕、濕熱痞悶、身熱不揚等黃芩多用，且黃芩善于清肺膽火，涼血止血，除熱安胎，又常用治肺熱咳嗽，邪在少陽寒熱往

來，血熱吐衄，胎熱不安等証。

＊黃連則大寒大苦，清熱燥濕力強，為清熱燥濕要藥，尤善于清中焦濕熱，故腸胃濕熱瀉痢首選黃連，且黃連善于清心胃而除煩止嘔，解熱，兼清肝火，常用治熱盛火熾，高熱煩躁，心經有熱，心煩不眠，口舌生瘡，胃熱嘔吐，牙痛，消谷善肌，肝火犯胃，嘔吐吞酸，耳目腫痛等証。

＊黃柏則苦寒下達，尤善于清下焦濕熱，故濕熱下注，帶下黃濁穢臭，腳氣痿壁，足膝腫痛，熱淋澀痛的多選用黃柏，且黃柏善于清相火，退虛熱，又常用治陰虛發熱，盗汗遺精等。

7、羌活&獨活

同：都能祛風濕止痛，發汗解表，用治風寒濕痺証及外感風寒濕表証。

異：

＊羌活氣味雄烈，主入膀胱經，發散解表力強，能直上巔頂，橫行肢臂，善治上部風邪，故在上在表的風濕痺痛多用。

＊獨活氣味較淡，性質也較和緩，主入腎經，偏下行入裡，長于祛腰膝筋骨間風濕，善治在下在裡之風濕痺痛，且祛風濕力強，是治風濕痺痛常用藥，但解表力不及羌活

8、藿香&佩蘭

同：二藥均有化濕、解暑之功，以治濕濁中阻及暑濕外感等証。

異：

＊藿香開泄中焦，止嘔之功較強，故濕濁內阻，噁心嘔吐者常用藿香。

＊佩蘭和中化濕作用較好，故濕濁內蘊，口甜口膩舌苔多延者，常用佩蘭。

9、茯苓&薏苡仁

同：都有滲濕健脾之功，用治小便不利，水腫及脾虛濕盛諸証。

異：

＊茯苓又能寧心安神，可用治心神不寧等証。

＊薏苡仁性偏寒涼，善清利濕熱，又能清熱排膿，除痺舒筋，通利關節，故又可用治肺癰，腸癰，風濕痺証，筋脈拘急，關節屈伸不利等証。

10、附子&乾姜

同：均能回陽溫裡散寒，用于亡陽証，以及脾胃陽虛

証。

異：

＊附子辛熱燥烈，爲純陽之品，回陽救逆力強，且偏于溫裡補腎陽。

＊乾姜回陽力弱，只起輔助附子回陽救逆作用，還能溫肺化飲用于痰飲証。

11、橘皮＆青皮

同：性味均辛苦溫，同能行氣化滯，治脾胃氣滯實證。

異：

＊橘皮苦味較小，溫性較平和，行氣力緩而兼能健脾，故亦常用治脾虛氣滯者；且功兼長于燥濕化痰，而用治濕痰或寒痰咳嗽，爲治痰要藥。

＊青皮苦味較大，苦泄辛散力強，破氣力大，功主疏肝理氣而善散結止痛，治肝氣鬱結諸証而多用于脘痛、乳房腫痛、寒疝疼痛及癥瘕積聚等；行氣化滯之中並善消積，治食積氣滯者尤良。

12、半夏＆天南星

同：辛溫而燥，有毒，炮製後入藥。均有燥濕化痰之功，用于寒痰、濕痰証。生者外用均能消腫止痛，用于癰疽、痰核、毒蛇咬傷等。

異：

＊半夏長于治臟腑之濕痰，爲治濕痰之要藥。又善于降逆止嘔，用于胃氣上逆噁心嘔吐，尤善治寒飲濕濁嘔吐。又能消痞散結，用于心下痞、濕熱阻滯、痰熱結胸、梅核氣等証。

＊天南星則辛散溫燥之性勝于半夏，多用于頑痰咳嗽、胸膈脹悶。並有祛風解痙之功效，善于祛除經絡中之風痰，用于治療風痰眩暈、痰滯經絡半身不遂、口眼喎斜、癲癇及破傷風角弓反張。

13、浙貝母＆川貝母

同：均能清熱化痰，用于熱痰咳嗽、痰黃黏稠。並能清熱散結消腫，用于瘰癧、癭瘤、瘡癰、肺癰等。

異：

＊川貝母味甘質潤，重在清潤，能潤肺止咳，尤宜用于內傷久咳、燥痰、熱痰之証。

＊浙貝母則苦寒之性較強，開泄力大，清肺散結作用比川貝母強，多用于風熱咳嗽、痰熱、痰火鬱結之瘰癧、熱毒瘡癰等証。

14、蒼朮＆白朮

同：均能健脾、燥濕。

異：

＊白朮主以補虛爲補氣健脾之品，兼能燥濕，多用于脾失健運之虛証，還可利尿、止汗、安胎。

＊蒼朮以燥濕祛邪爲主，兼能祛風濕、解表，主要用于脾爲濕困之實証。

15、木香&砂仁

同：均爲辛散溫通、芳香補氣之品，爲中焦脾胃氣滯的要藥。

異：

＊木香行氣範圍廣泛，除行脾胃氣滯外，還入大腸行大腸之氣滯，入膽經疏泄肝膽氣滯而利膽退黃，可用治大腸氣滯、瀉痢裡急後重及飲食物積滯之脘腹脹痛、大便不爽，還用于腹痛、脇痛、黃疸。

＊砂仁芳香理氣，性溫而不燥，行氣而不破氣，專入脾胃，用于脾胃氣滯及濕阻病証，借其理氣之機還可用于妊娠氣滯胎動不安証。

16、葶藶子&桑白皮

同：均能瀉肺平喘、利水消腫。

異：

＊桑白皮性較緩，長于清肺熱肺火。

＊葶藶子力峻，對邪盛喘咳不能平臥者爲優，其利水之力也強。

17、前胡&白前

同：均能降氣化痰，治療咳嗽痰多。

異：

＊白前無論屬寒屬熱、外感內傷均可用之，尤以寒痰阻肺，肺氣失降者爲宜。

＊前胡還能宣散風熱，治療外感風熱咳嗽有痰。

18、乳香&沒藥

同：均能活血止痛、消腫生肌。

異：

＊乳香偏于行氣、伸筋。

＊沒藥偏于散血化瘀。

19、桃仁&紅花

同：均能活血祛瘀。

異：

＊紅花還能通經止痛，且活血通經力較強。

＊桃仁活血化瘀力較強，尙能潤腸通便。

20、三棱&莪朮

同：均能破血行氣、消積止痛。

異：

＊三棱偏于破血。

＊莪朮偏于破氣。

21、女貞子&墨旱蓮

同：均能滋補肝腎之陰而不滋膩。

異：

＊女貞子性偏涼，補中兼清，還有烏須明目的功效。

＊墨旱蓮性寒，能涼血止血。

22、天冬&麥冬

同：均爲甘寒滋潤之品，皆能養陰生津。

異：

＊天冬寒潤之力大于麥冬，長于滋腎陰、清降虛火，作用部位偏下。

＊麥冬偏于養胃生津、潤肺、清心除煩，作用部位偏上。

23、龍骨&牡蠣

同：均有平肝潛陽、收斂固澀的功效，常相須爲用，治療肝陽上亢之頭痛眩暈、煩躁易怒等証，以及用治療體虛遺精、自汗、盜汗、崩漏、帶下等滑脫病証。

異：

＊龍骨入心經，以鎮驚安神見長，治療心神不寧、心悸失眠、驚癇癲狂等。

＊牡蠣則具有咸味，能軟堅散結，善于治療痰火鬱結之瘰癧、痰核等証。

24、白芷&細辛

同：發表散風、通竅止痛

異：

＊白芷：燥濕止帶、消腫排膿

＊細辛：溫肺化飲

25、牛蒡子&薄荷

同：疏散風熱、利咽透疹

異：

＊牛蒡子：解毒散腫

＊薄荷：清利頭目、舒肝解鬱

26、牛蒡子&紫草

同：解毒透疹

異：

＊牛蒡子：疏散風熱、利咽散腫

*紫草：涼血活血

27、黃柏&黃芩

同：清熱燥濕、瀉火解毒

異：

*黃柏：退熱除蒸

*黃芩：涼血止血、除熱安胎

28、玄參&牡丹皮

同：清熱涼血

異：

*玄參：滋陰解毒

*牡丹皮：活血散瘀

29、牡丹皮&赤勺

同：清熱涼血、活血散瘀

異：

*牡丹皮：清熱涼血強

*赤勺：活血散瘀強

七、常見病証臨床選藥

1、通鼻竅：白芷、細辛、蒼耳子、辛夷。

2、風濕熱痺：秦艽、防己、桑枝、豨薟草、臭梧桐、海桐皮、絡石藤、穿山龍、絲瓜絡、地龍、忍冬藤、薏苡仁、紅藤、蔓荊子、關木通。

3、風痺：威靈仙、防風、獨活、秦艽、絲瓜絡、烏梢蛇、白花蛇。

4、濕痺：防己、薏苡仁、五加皮、木瓜、蠶沙、蒼朮。

5、寒痺：桂枝、羌活、獨活、威靈仙、海桐皮、附子、烏頭、松節。

6、解暑：金銀花、青蒿（陽暑）、白扁豆、藿香、佩蘭、、滑石（陽暑）、香薷（陰暑）。

7、生津止渴：葛根、蘆根、天花粉、淡竹葉。

8、上半身風寒濕痺痛—羌活。

9、下半身風寒濕痺痛—獨活。

10、透疹：荊芥、薄荷、牛蒡子、蟬蛻、升麻、葛根、浮萍、銀花、檉柳、胡荽。

11、截瘧：柴胡、鴉膽子、青蒿、草果、生首烏、常山、檳榔。

12、瘰瀝：牡蠣、川貝母、浙貝母、夏枯草、連翹、玄參、蚤休、拳參、海浮石、瓦楞子、海蛤殼、穿山甲、禹白附、僵蠶、蜈蚣、全蠍、海藻、昆布。

13、安神：朱砂、磁石、龍骨、琥珀、酸棗仁、柏子仁、遠志、合歡皮、茯苓、茯神、五味子、夜交藤、百合、龍眼肉、人參、鬱金、珍珠母、石菖蒲、大棗、紫貝齒、制首烏、靈芝、五加皮。

14、清虛熱：青蒿、白薇、地骨皮、銀柴胡、胡黃連、知母、牡丹皮、秦艽、黃柏、熟地黃、龜甲、鱉甲、（浮小麥、糯稻根須）。

15、既清虛熱又除疳熱：銀柴胡、胡黃連。

16、行氣兼可止痛：木香、香附、烏藥、川楝子

17、行氣兼可降氣：沉香

18、行氣兼可調經止痛：香附、烏藥（二藥婦科常用）。

19、既補脾氣又補脾陰：山藥、黃精。

20、既益腎固精，又健脾止瀉止帶：蓮子、芡實、山藥。

21、既補腎陽，又祛風濕：巴戟天、淫羊藿。

22、既瀉肺平喘，又利水消腫：桑白皮、葶藶子。

23、既平肝潛陽又能收斂固澀：龍骨、牡蠣。

24、既滋陰，又潛陽：龜甲、鱉甲。

25、既補血又活血：雞血藤、當歸。

26、既止血又活血：三七、蒲黃、五靈脂、茜草、藕節、血余炭、血竭、降香、花蕊石。

27、既活血調經，又能利水消腫：益母草、澤蘭。

28、既涼血止血又能清熱解毒：大薊、小薊、黃芩、地榆、貫眾、水牛角、苧麻根。

29、既養陰又安神：百合、麥冬。

30、涼血養陰：生地黃、玄參。

31、補肝腎，強筋骨：五加皮、桑寄生、千年健、鹿茸、牛膝、杜仲、續斷、淫羊藿。

32、潤肺止咳：款冬花、川貝母、紫菀、百部、蜜枇杷葉、麥冬、玉竹、知母、玄參、天花粉、瓜蔞、沙參、天冬、百合、阿膠、黃精、太子參、西洋參、蜂蜜、飴糖、榧子。

33、溫肺化飲：干姜、細辛、白芥子。

34、氣虛欲脫証：紅參。

35、納氣平喘：沈香、磁石、補骨脂、代赭石、核桃仁、枸杞子、蛤蚧、冬蟲夏草、紫河車。

36、瘡家聖藥：連翹。

37、肺癰：蘆根、金銀花、魚腥草、敗醬草、蒲公

英、薏苡仁、桃仁、瓜蔞、桔梗、川貝母、浙貝母、紫菀

38、腸癰：敗醬草、紅藤、金銀花、白花蛇舌草、牡丹皮、大黃、芒硝、薏苡仁、紫花地丁、桃仁、瓜蔞。

39、乳癰：蒲公英（首選）、紫花地丁、金銀花、連翹、川貝母、浙貝母、瓜蔞、遠志、牛蒡子、王不留行、絲瓜絡。

40、回乳消脹：麥芽。

41、利水通淋：車前子、滑石、關木通、通草、瞿麥、扁蓄、地膚子、海金沙、石韋、冬葵子、燈心草、萆薢、魚腥草、琥珀、白花蛇舌草、蒲公英、王不留行。

42、烏鬚黑髮：女貞子、墨旱蓮、桑椹子、黑芝麻、制首烏、熟地黃、 黃精。

43、緩和藥性：甘草、大棗。

44、緩急止痛：白芍、甘草、飴糖、蜂蜜。

45、疝氣疼痛：烏藥、吳茱萸、小茴香、青皮、香附、山楂核、荔枝核、橘核、蓽澄茄。

46、風藥中之潤劑：防風、秦艽。

47、陰虛消渴：葛根、知母、天花粉、生地黃。

48、破傷風：防風、蟬蛻、蘄蛇、拳參。

49、便秘：

a.熱結便秘：決明子、大黃、芒硝、番瀉葉、蘆薈、牽牛子、虎仗。

b.寒積便秘：巴豆。

c.腸燥便秘：決明子、柏子仁、火麻仁、郁李仁、桃仁、生地、玄參、胖大海、苦杏仁、蘇子、蜂蜜、肉蓯蓉、鎖陽，核桃仁、生首烏、麥冬、天冬、桑椹、瓜蔞仁、當歸、冬葵子、黑芝麻、榧子。

50、疏肝解鬱：薄荷、柴胡、吳茱萸、川楝子、香附、佛手、香櫞、玫瑰花。

51、明目：

a.清肝明目：桑葉、菊花、決明子、秦皮、蒲公英、槐花、紫花地丁、夏枯草、車前子、熊膽、磁石、石決明、珍珠母、紫貝齒、羚羊角、赤芍。

b.疏肝明目：薄荷、桑葉、菊花、谷精草、蟬蛻、密蒙花。

c.補肝腎明目（養肝明目）：菟絲子、石斛、枸杞子、女貞子、覆盆子。

52、利咽：

a.疏風利咽：薄荷、牛蒡子、蟬蛻、瓜蔞。

b.清熱解毒利咽：金銀花、牛蒡子、板蘭根、山豆根、北豆根、射干、大青葉、青黛、玄參、野菊花、白花蛇舌草。

c.清肺熱利咽開音：訶子。

53、利水消腫：茯苓、赤小豆、車前子、薏苡仁、澤瀉、豬苓、玉米鬚、冬瓜皮、木通、防己、澤蘭、麻黃、浮萍、竹葉、淡竹葉、半邊蓮、葫蘆、薺菜、五加皮、香加皮、郁李仁、益母草。

54、利尿通淋：車前子、滑石、木通、通草、瞿麥、扁蓄、地膚子、海金沙、今錢草、雞內金、琥珀、石韋、冬葵子。

55、黃疸：

a.清熱利膽退黃：梔子、茵陳蒿、虎仗、郁金、大黃。

b.利濕退黃：茵陳蒿、金錢草、虎仗。

56、自汗、盜汗：麻黃根、浮小麥、糯稻根須、五倍子、五味子、酸棗仁、龍骨、牡蠣。

57、自汗：黃蓍、白朮。

58、盜汗：白芍、知母、黃柏、地骨皮、銀柴胡、山茱萸。

59、止嘔：

a.清熱止嘔—胃熱嘔吐：黃連、蘆根、白茅根、枇杷葉、竹茹。

b.理氣止嘔—氣滯嘔吐、妊娠氣滯嘔吐：蘇梗、砂仁。

c.溫中散寒止嘔—胃寒嘔吐：生姜(嘔家聖藥)、乾姜、吳茱萸、高良姜、砂仁、白豆蔻、草豆蔻、半夏、花椒、丁香、胡椒、沉香、草果、灶心土。

d.化濕止嘔—濕濁嘔吐：藿香、草果、白豆蔻、草豆蔻、砂仁。

60、安胎：

a.理氣安胎—妊娠氣滯胎動不安証：蘇梗、砂仁、砂仁殼。

b.清熱安胎—胎熱不安証：黃芩、苧麻根。

c.補氣安胎—氣虛胎動不安証：白朮、黨參。

d.補血安胎—白芍、熟地黃。
e.溫經止血安胎—艾葉。
f.補肝腎養血安胎—桑寄生、杜仲、菟絲子、續斷。

61、中氣下陷：柴胡、升麻、黃耆。
62、升（舉）陽（氣）：柴胡、升麻、黃耆、葛根。
63、消食：青皮、枳實、莪朮、檳榔、山楂（消油膩肉食積滯）、神曲、麥芽（消面食積滯）、谷牙、萊菔子、雞內金。
64、頭痛：
a.後腦頭痛：羌活。
b.前額頭痛：白芷。
c.巔頂頭痛：藁本。
65、善理脾胃氣滯，用于治療脹滿疼痛：橘皮、枳實、枳核、木香
66、善于疏肝理氣，用于治療胸脇脹痛、乳房結塊、痛經：青皮、香附、川楝子
67、理肺氣壅結，用于治療咳嗽、胸悶、氣喘：橘皮、薤白

八、特殊煎藥

1、包煎：辛夷、蠶沙、車前子、滑石、海金沙、蒲黃、灶心土、五靈脂、旋覆花、蛤粉、葶藶子、菟絲子、赤石脂。
2、先煎：附子、草烏、川烏、灶心土、紫石英、礞石、龍骨、龜甲、鱉甲、石膏、磁石、石決明、珍珠母、牡蠣、紫貝齒、代赭石、水牛角、花蕊石。
3、後下：薄荷、（番瀉葉）、砂仁、白豆蔻、肉桂、沉香、檀香、木香、生大黃（用於攻下時）、紫蘇、香薷、藿香、荊芥、（決明子）、魚腥草、青蒿、鈎藤、天麻。
4、烊化：阿膠

九、特殊用藥部位

藥用部分：
a.夏枯草—帶花果穗。
b.蒲黃—花粉。
c.茯苓、豬苓—菌核。

十、藥物十八反

歌訣：半蔞貝蘞芨攻烏，藻戟遂芫俱戰草，諸參辛芍叛藜蘆。

烏頭反貝母、瓜蔞、半夏、白蘞、白及

甘草反甘遂、大戟、海藻、芫花

藜蘆反人參、沙參、丹參、玄參、細辛、芍藥

十一、藥物十九畏

硫黃畏朴硝，水銀畏砒霜，狼毒畏密陀僧，巴豆畏牽牛，丁香畏鬱金，川草烏畏犀角，牙硝畏三棱，官桂畏石脂，人參畏五靈脂。

十二、思考題

1、麻黃治喘方面的性能特點以及臨床應用

本品辛散苦泄，溫通宣暢，入肺經，外能發散風寒，內能開宣肺氣，有良好的宣肺平喘之功。用于咳嗽氣喘，適用于風寒外束，肺氣壅遏的喘咳實證；寒痰停飲，咳嗽氣喘，痰多清稀；肺熱壅盛，高熱喘急者。

2、生姜止嘔的性能特點以及臨床應用

本品溫胃散寒，和中降逆，止嘔功良，故有“嘔家聖藥”之稱。用于胃寒嘔吐。

3、柴胡疏散退熱的性能及應用

本品味辛苦，性微寒，芳香疏泄，尤善于疏散少陽半表半裡之邪，而爲治療邪在少陽，寒熱往來，胸脅苦滿、口苦咽乾等少陽証之要藥。用于寒熱往來，感冒發熱。

4、為什麼說連翹為瘡家之聖藥

本品苦寒，主入心經，“諸痛瘡瘍，皆屬于心”，本品既能清心火，解瘡毒，又能散氣血凝聚，兼有消癰散結之功，故有瘡家聖藥之稱。

5、獨活祛風濕止痺痛臨床應用特點是什麼

本品苦溫，善燥濕勝寒，偏下行入腎經走裡，長于溫散腎經伏風而除濕止痛，故爲治在下在裡之風濕要藥，多用治下焦腰膝風寒濕痺痛。

6、厚朴消除脹滿的特點是什麼

本品苦燥辛散，入脾胃大腸經，既能行脾氣，躁脾家濕濁，消積除脹，又能散無形之滯，下有形之積，長于行氣，燥濕，消積，爲消除脹滿之要藥。

7、黃連、茯苓、車前子均能止瀉，在臨床上應如何

區別應用

黃連：藥性苦寒，功效能清熱燥濕，瀉火解毒，主要用于濕熱泄瀉，痢疾病証。

茯苓：藥性甘淡平，功效能利水滲濕，健脾，應用治療脾虛泄瀉。

車前子：藥性甘寒，功效能滲濕止瀉，用于濕盛泄瀉，尤以暑濕泄瀉。

8、為什麼說附子能溫助一生的陽氣

附子藥性大辛大熱，純陽之品，其性善走，能行十二經脈，上助心陽，以通血脈，中可補脾陽，以溫脾土，下可補腎陽，而益火，外可固護衛陽而祛寒，附子可溫補一身的陽氣。

9、乾姜溫中散寒的特點及應用

本品辛熱燥烈，主入脾胃善于祛除脾胃寒邪，又能溫助脾胃的陽氣。用于脘腹冷痛，寒嘔，冷瀉。治胃寒嘔吐，脘腹冷痛；脾胃虛寒，脘腹冷痛，嘔吐泄瀉。

10、吳茱萸治療虛寒性腹瀉的特點及應用

本品溫脾益腎，助陽止瀉，用于虛寒泄瀉証，特別是脾腎陽虛、五更泄瀉。

11、為什麼說香附為氣病之總司，婦科之主帥也

婦女以血分爲主，婦科疾病多表現爲血分之病証，血的營運必須靠氣的調節，香附能疏肝理氣，也成爲婦科病証，應用最多的藥物，如能調經止痛，用于治療月經不調、痛經，以及產後諸疾等証。

中醫臨床用藥一本通

華佗醫心 11

WE011

國家圖書館出版品預行編目資料

中醫臨床用藥一本通 / 傳道 編著. — 初版.—
臺中市 ： 文興出版，2006〔民95〕
面； 公分. —(華佗醫心：11)
ISBN 978-986-82262-4-1（平裝）
1.藥性（中醫） 2.方劑學（中醫）
414.5 95014705

出版者：文興出版事業有限公司
總公司：臺中市西屯區漢口路 2 段 231 號
電話：(04)23160278 傳真：(04)23124123
營業部：臺中市西屯區上安路 9 號 2 樓
電話：(04)24521807 傳真：(04)24513175
E-mail：79989887@*lsc.net.tw*
發行人：洪心容
總策劃：黃世勳、陳冠婷
作者：傳道
執行監製：賀曉帆
版面構成：林士民
封面設計：林士民
印刷：上立紙品印刷股份有限公司
地址：臺中市西屯區永輝路88號
電話：(04)23175495 傳真：(04)23175496
總經銷：紅螞蟻圖書有限公司
地址：臺北市內湖區舊宗路 2 段 121 巷 28 號 4 樓
電話：(02)27953656 傳真：(02)27954100
初版：西元2006年9月
定價：新臺幣180元整
ISBN-13：978-986-82262-4-1
ISBN-10：986-882262-4-4

郵政劃撥
戶名：文興出版事業有限公司 帳號：**22539747**